JN299150

オランザピンを使いこなす

編 集

藤井 康男
山梨県立北病院院長

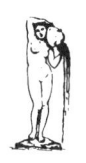

星 和 書 店

Seiwa Shoten Publishers

2-5 Kamitakaido 1-Chome
Suginamiku Tokyo 168-0074, Japan

著者一覧

編集

藤井康男
(山梨県立北病院)

執筆

東　雅晴
(財団法人東北予防衛生会青葉病院)

阿部佐倉
(奥州市総合水沢病院)

市江亮一
(山梨県立北病院)

井戸由美子
(大阪精神医学研究所新阿武山病院)

今泉　晶
(財団法人東北予防衛生会青葉病院)

太田宗寛
(大阪精神医学研究所新阿武山病院)

岡田　俊
(京都大学医学部精神医学教室)

岡村武彦
(大阪精神医学研究所新阿武山病院)

加藤政浩
(大阪精神医学研究所新阿武山病院)

川上宏人
(山梨県立北病院)

菅野　道
(財団法人東北予防衛生会青葉病院)

菊山裕貴
(大阪精神医学研究所新阿武山病院)

北山幸雄
(大阪精神医学研究所新阿武山病院)

慶野鐵太郎
(帝京大学医学部精神神経科)

小林伸一
(大阪精神医学研究所新阿武山病院)

澤田法英
(慶應義塾大学医学部精神・神経科)

高谷義信
(大阪精神医学研究所新阿武山病院)

高橋洋子
(財団法人東北予防衛生会青葉病院)

千葉英明
(財団法人東北予防衛生会青葉病院)

堤　祐一郎
(医療法人永寿会恩方病院)

永嶋弘道
(財団法人東北予防衛生会青葉病院)

藤本英生
(財団法人東北予防衛生会青葉病院)

本多知子
(財団法人東北予防衛生会青葉病院)

松村謙一
(帝京大学医学部精神神経科)

三澤史斉
(山梨県立北病院)

刊行にあたって

　Olanzapineが出現してから6年になるが，この間にわが国の精神医療は，急性期治療体制の充実，長期在院患者の退院促進と病床削減，さらに地域での積極的なリハビリテーションへと大きく変貌しようとしている。

　この間に，抗精神病薬治療にも新しい概念や治療技法，そして注意点が数多くもたらされた。精神病症状の消失ではなく地域適応レベル向上を目標とすること，薬物治療教育の重要性，急性期治療での薬物選択，初回エピソードと多数回エピソードでの違い，上乗せではなく切り替え（switching）することの大切さ，多剤大量処方からの切り替えで問題になる様々な離脱症状やめざめ現象，錐体外路症状にとって代わるように問題になってきた体重増加や高血糖，高脂血症などへの取り組みなどである。

　そして2006年のCATIE　Studyは，抗精神病薬の評価指標に大きな変化をもたらし，治療継続性がアウトカムのもっとも重要な指標となった。今後は新規抗精神病薬間の差別化がさらに進んでいくだろうし，olanzapineが臨床に不可欠な薬物の1つであることに議論の余地はない。

　本書は「臨床精神薬理」第9巻6号～第10巻1号に連載された「Olanzapineを使いこなす」をもとに構成されている。このシリーズでは，臨床現場の第一線で活躍している精神科医が，多くの患者と向き合いながら学び取った知恵を伝えることを主眼とした。自分の使う道具の切れ味に，関心が乏しい精神科医が今なお少なくない。しかし，時代の変化はそれを許さなくなってきている。この本を通じて，この重要な薬の真価と処方における注意点を熟知し，治療技法や治療継続性の向上に結びつけていただきたい。

なお，第8章と9章は「臨床精神薬理」に掲載された特集論文と原著論文であるが，olanzapine の特徴を知る上で重要と思われたので本書に収載した。

平成19年4月10日　藤井　康男

目 次

刊行にあたって …………………………………………………藤井康男…… iii

第1章 急性期治療の選択肢としての olanzapine—その1
……………永嶋弘道，松村謙一，慶野鐵太郎，本多知子，今泉　晶，
　　　　　東　雅晴，千葉英明，高橋洋子，藤本英生，菅野　道

- I．はじめに ……………………………………………………………… 1
- II．急性期治療 …………………………………………………………… 2
  - 1．急性期の定義 ……………………………………………………… 2
  - 2．自然経過からみた急性期治療の位置付け ……………………… 2
  - 3．薬物選択 …………………………………………………………… 3
- III．心理教育 ……………………………………………………………… 3
  - 1．心理教育の重要性 ………………………………………………… 3
  - 2．病名告知 …………………………………………………………… 5
  - 3．患者—家族マネージメント ……………………………………… 5
- IV．Olanzapine による急性期治療 …………………………………… 6
  - 1．Olanzapine の特徴 ………………………………………………… 6
  - 2．拒薬患者への対処 ………………………………………………… 7
  - 3．Olanzapine の効果的な投与方法 ………………………………… 7
    - 1）初回投与量、投与回数 ………………………………………… 7
    - 2）急性期の補助薬 ………………………………………………… 7
    - 3）抗パーキンソン病薬併用について …………………………… 9
    - 4）効果判定の指標 ………………………………………………… 10
    - 5）減量方法 ………………………………………………………… 10
- V．急性期治療中に注意すべき事項 …………………………………… 10
- VI．抗精神病薬の併用について ………………………………………… 11
- VII．維持期を見据えて …………………………………………………… 11
- VIII．最後に ……………………………………………………………… 12
- 文　献 ……………………………………………………………………… 13

第2章 急性期治療の選択肢としての olanzapine—その2 …………堤　祐一郎
- I．序文：統合失調症急性期症状—患者と精神科医が望むこと ……… 15
- II．経過からみた統合失調症症状の位置づけ ………………………… 16

- Ⅲ. 急性期治療の目標と方針 …………………………………………… 16
- Ⅳ. 第二世代抗精神病薬（olanzapine）の登場と治療状況の変化 ……… 17
- Ⅴ. 急性期入院患者統計と統合失調症急性期治療状況 ………………… 17
- Ⅵ. Olanzapine 治療反応性 ……………………………………………… 18
  - 1．背　景 …………………………………………………………… 18
  - 2．投与前病態 ……………………………………………………… 18
  - 3．補助薬剤使用状況 ……………………………………………… 19
  - 4．Olanzapine の効果 ……………………………………………… 19
  - 5．副作用、随伴症状、忍容性 …………………………………… 20
- Ⅶ. Olanzapine が推奨される患者の背景因子 ………………………… 20
- Ⅷ. 急性期における olanzapine 投与方法 ……………………………… 22
- Ⅸ. 補助薬剤の併用 ……………………………………………………… 25
- Ⅹ. Olanzapine を中心とした急性期治療方法論のまとめ ……………… 26
- Ⅺ. 急性期から回復期・安定期へ―維持治療に向けての薬剤量調節方法 … 28
- Ⅻ. Olanzapine が奏効した患者の印象 ………………………………… 30
- 文　献 ……………………………………………………………………… 31

第3章　Olanzapine ザイディス錠を使いこなす ………………堤　祐一郎
- Ⅰ. 良薬は口に苦し？ …………………………………………………… 33
- Ⅱ. Olanzapine の薬理特性 ……………………………………………… 34
- Ⅲ. Olanzapine ザイディス錠の特性 …………………………………… 36
- Ⅳ. 統合失調症急性期の治療目標 ……………………………………… 38
- Ⅴ. 統合失調症慢性期の治療目標 ……………………………………… 38
- Ⅵ. Olanzapine ザイディス錠の可能性 ………………………………… 38
  - 1．急性期治療 ……………………………………………………… 39
  - 2．慢性期治療 ……………………………………………………… 39
- Ⅶ. 剤形の受容―コンプライアンス―症状改善の関係 ……………… 39
- Ⅷ. Olanzapine ザイディス錠の使用例 ………………………………… 41
  - 1．症例1　幻覚・妄想・精神運動興奮状態の症例 …………… 42
  - 2．症例2　不安・抑うつ・幻聴・意欲低下・希死念慮が顕著な症例 … 44
  - 3．症例3　入院時錯乱状態、退院後に大学院卒業し就職した症例 …… 45
- Ⅸ. Olanzapine ザイディス錠の欠点はあるか？ ……………………… 49
  - 1．一包化困難 ……………………………………………………… 49
  - 2．用量設定は適切か？ …………………………………………… 49
- Ⅹ. 最近の再燃例から教わったこと …………………………………… 49
- Ⅺ. まとめ ………………………………………………………………… 51
- 文　献 ……………………………………………………………………… 51

目　次　vii

第4章　Olanzapine と代謝系副作用 …………………………………岡田　俊

- Ⅰ．はじめに ……………………………………………………………… 55
- Ⅱ．統合失調症と糖代謝 ………………………………………………… 56
- Ⅲ．薬剤間の耐糖能障害誘発リスクの比較 …………………………… 58
- Ⅳ．新規抗精神病薬により誘発される耐糖能障害の機序 …………… 60
- Ⅴ．新規抗精神病薬投与中の耐糖能のモニタリング ………………… 61
- Ⅵ．CATIE 試験からみた olanzapine の代謝系副作用 ………………… 64
- Ⅶ．Olanzapine と耐糖能障害 …………………………………………… 65
- 文　献 ……………………………………………………………………… 68

第5章　体重増加とチーム医療による対策
　　　　　……………………………岡村武彦，井戸由美子，高谷義信，小林伸一，
　　　　　　　　　　菊山裕貴，太田宗寛，北山幸雄，加藤政浩

- Ⅰ．はじめに ……………………………………………………………… 73
- Ⅱ．どのような患者が問題なのか？ …………………………………… 75
- Ⅲ．2002年から4年間の取り組みと結果 ……………………………… 77
- Ⅳ．Olanzapine 服用患者での結果 ……………………………………… 79
- Ⅴ．患者満足度 …………………………………………………………… 80
- Ⅵ．チーム医療による対策の重要性 …………………………………… 81
- Ⅶ．最後に ………………………………………………………………… 83
- 文　献 ……………………………………………………………………… 84

第6章　Olanzapine への切り替え―みんなの笑顔を見たいから ……阿部佐倉

- Ⅰ．はじめに ……………………………………………………………… 87
- Ⅱ．スイッチングにおいて olanzapine を使いこなすとは？ ………… 88
- Ⅲ．使いこなすためのテクニック ……………………………………… 94
  - 1．スイッチング時の問題 …………………………………………… 94
    - 1）前薬の減量の仕方，減量スピード ………………………… 94
    - 2）症状の動揺・離脱症状に対する対策 ……………………… 96
  - 2．Olanzapine の開始用量と増量スピード―効果的な細粒剤の使い方― 97
  - 3．効果判定および観察期間 ………………………………………… 100
  - 4．スイッチングする前薬の順序
     ―高力価，低力価どちらから減量すべきか― ………………… 101
  - 5．Olanzapine の効果が不十分な時の対策
     ―スキルフルな補助薬の使用― ………………………………… 101
  - 6．医師―患者関係と医師の信念―スイッチングの目的と意義の保持
     および患者・家族との共有― …………………………………… 102
- Ⅳ．最後に―より olanzapine の効果を引き出すために― …………… 103
- 文　献 ……………………………………………………………………… 103

第7章　治療困難な統合失調症に対する olanzapine 単剤療法 ………… 川上宏人

- Ⅰ．はじめに …………………………………………………………………… 105
- Ⅱ．治療抵抗性とは …………………………………………………………… 106
  - 1．治療抵抗性の定義 …………………………………………………… 106
  - 2．治療抵抗性を作り出さないための注意点 ………………………… 106
    - 1）投与期間・量 …………………………………………………… 106
    - 2）ノンコンプライアンス・副作用 ……………………………… 106
    - 3）多剤併用 ………………………………………………………… 107
  - 3．治療抵抗性を作り出さない薬物の特徴 …………………………… 107
- Ⅲ．Olanzapine の可能性 ……………………………………………………… 108
  - 1．Clinical Antipsychotic Trials of Intervention Effectiveness（CATIE）study …………………………………… 108
  - 2．Kinon らの報告 ……………………………………………………… 109
  - 3．国内での切り替え試験 ……………………………………………… 109
  - 4．山梨県立北病院での使用経験 ……………………………………… 109
- Ⅳ．Olanzapine 高用量投与の有効性 ………………………………………… 111
- Ⅴ．Clozapine との比較 ……………………………………………………… 111
- Ⅵ．Olanzapine を使いこなすには …………………………………………… 111
- 文　献 …………………………………………………………………………… 112

第8章　治療が難航する症例に対する olanzapine の意義
― 3 症例からの検討 …………………………………… 川上　宏人

- Ⅰ．はじめに …………………………………………………………………… 115
- Ⅱ．症　例 ……………………………………………………………………… 116
  - 1．症例 1　30代女性　妄想型統合失調症 …………………………… 116
  - 2．症例 2　30代男性　妄想型統合失調症（ICD－10でF20.0）…… 118
  - 3．症例 3　30代男性　妄想型統合失調症（ICD－10でF20.0）…… 120
- Ⅲ．考　察 ……………………………………………………………………… 122
  - 1．治療の問題点と改善策 ……………………………………………… 122
  - 2．Olanzapine の可能性と限界 ………………………………………… 125
- Ⅳ．おわりに …………………………………………………………………… 126
- 文　献 …………………………………………………………………………… 126

第9章　Olanzapine 高用量治療の有効性と安全性の検討
　　　　………………………… 三澤史斉，市江亮一，澤田法英，藤井康男

- Ⅰ．はじめに …………………………………………………………………… 129
- Ⅱ．対象と方法 ………………………………………………………………… 131
  - 1．調査方法 ……………………………………………………………… 131
  - 2．有効性評価 …………………………………………………………… 132

　　　　1）治療環境と入院日数 …………………………………………… 132
　　　　2）Clinical Global Impressions（CGI）………………………… 132
　　　　3）処方内容 ………………………………………………………… 132
　　3．安全性評価 …………………………………………………………… 132
　　　　1）Olanzapine 高用量治療中止理由 ……………………………… 132
　　　　2）臨床検査 ………………………………………………………… 133
　　4．解析方法 ……………………………………………………………… 133
　Ⅲ．結　果 …………………………………………………………………… 133
　　1．対象例の概要 ………………………………………………………… 133
　　2．有効性評価 …………………………………………………………… 134
　　　　1）治療環境 ………………………………………………………… 134
　　　　2）総入院日数 ……………………………………………………… 135
　　　　3）Clinical Global Impressions（CGI）………………………… 136
　　　　4）処方内容 ………………………………………………………… 136
　　3．安全性評価 …………………………………………………………… 137
　　　　1）Olanzapine 高用量治療中止理由 ……………………………… 137
　　　　2）臨床検査 ………………………………………………………… 138
　Ⅳ．考　察 …………………………………………………………………… 139
　文　献 ………………………………………………………………………… 143

第10章　統合失調症以外への olanzapine の可能性
　　　　―優しく易しい治療を求めて………………………………… 阿部佐倉
　Ⅰ．はじめに ………………………………………………………………… 145
　Ⅱ．これまでの統合失調症以外の疾患に対する知見 …………………… 146
　　　　1）気分障害 ………………………………………………………… 146
　　　　2）器質性精神障害 ………………………………………………… 147
　　　　3）中毒性精神障害 ………………………………………………… 147
　　　　4）不安障害 ………………………………………………………… 147
　　　　5）解離性障害 ……………………………………………………… 147
　　　　6）摂食障害 ………………………………………………………… 147
　　　　7）境界性人格障害 ………………………………………………… 148
　　　　8）発達障害 ………………………………………………………… 148
　Ⅲ．自　験　例 ……………………………………………………………… 148
　　1．気分障害 ……………………………………………………………… 148
　　　　1）急性躁病・躁状態 ……………………………………………… 148
　　　　2）急速交代型 ……………………………………………………… 153
　　　　3）双極性うつ病 …………………………………………………… 155
　　2．器質性精神障害 ……………………………………………………… 158
　　　　1）ステロイド精神病の躁状態 …………………………………… 158

２）認知症に伴う精神症状・問題行動 …………………………… 159
　３．摂食障害 ……………………………………………………………… 161
　４．神経症性障害・人格障害 …………………………………………… 163
　　　１）持続する強迫と重症の不安障害への効果 …………………… 163
　　　２）急性の不安・パニック様症状・興奮への効果 ……………… 164
Ⅳ．最後に―優しく易しい olanzapine― ……………………………………… 165
文　献 ………………………………………………………………………………… 167
　索　引 ……………………………………………………………………………… 173

第1章

急性期治療の選択肢としての olanzapine－その1

永嶋弘道　松村謙一　慶野鐵太郎　本多知子
今泉　晶　東　雅晴　千葉英明　高橋洋子
藤本英生　菅野　道

I. はじめに

　過去,統合失調症の急性期における初期治療のターゲットは幻覚や妄想とされ,精神運動興奮,暴力,自傷,迷惑言動などの行動障害に対しては,定型抗精神病薬の大量投与で過鎮静状態にする治療が一般的であった[7]。速効性を求めて haloperidol 持続点滴静注で開始することが多かったが,このような治療では,攻撃性,衝動性,興奮,不機嫌症,拒絶症などは必ずしも速やかには軽減せず,過鎮静によって隠されているだけということもあった。粗暴な行動は治まっていても,ろれつの回らない中で声を絞り出し,攻撃的内容を切れ目なく語る状態などが認められた。さらに,錐体外路系副作用(EPS),思考抑制,抑うつといった不快な副作用群が出現することで患者は治療に拒否的となり,心理教育が難しくなり,なによりも大切な治療関係の構築が困難になることも少なくなかった。

　しかしながら,急性期治療の初期ターゲットは,図1の Time Frame に示したように,幻覚や妄想ではなく興奮や行動障害におくべきである。最近は,薬剤性の過鎮静や認知機能障害を来たさずに,行動障害を速やかに消退させる治療として,定型抗精神病薬の注射投与ではなく,第二世代抗

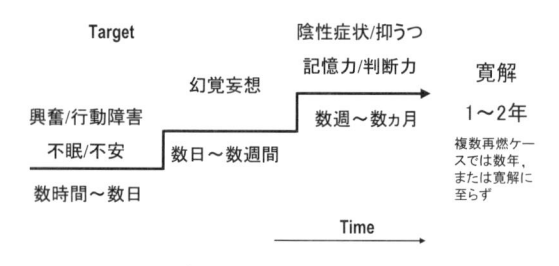

```
          Target         陰性症状/抑うつ
                         記憶力/判断力    寛解
                 幻覚妄想                1～2年
    興奮/行動障害          数週～数ヵ月
     不眠/不安    数日～数週間           複数再燃ケー
                                      スでは数年，
    数時間～数日                        または寛解に
                                      至らず
                              ─────────→
                                Time
```

図1 統合失調症治療の Time Frame

精神病薬の経口投与へと移りつつある[23]。そこでは治療初期から，患者・家族の治療への主体的参加を図ることが大切である。本稿では，アドヒアランスの向上，維持期での高い治療ゴールと再発予防を見据えた急性期治療を行う上で，olanzapine がどのような役割を果たしているかを論じてみたい。

II. 急性期治療

1. 急性期の定義

統合失調症の急性期とは，発症直後だけでなく，慢性期の急性増悪も含まれる[4,7]。また，陽性症状が遷延している場合や行動障害が持続していることで，長期間閉鎖病棟への入院が必要な症例は，急性期症状が遷延しているとも考えられる。本稿ではこれら全てを対象とする。

2. 自然経過からみた急性期治療の位置付け

患者の人生を予測概観しつつ治療目標を立てるには，図2に示した統合失調症の自然経過[14]が参考になる。初発エピソード後，再発を繰り返す進行期から残遺期までにおいて，いかに病前の機能を回復させるか，いかに病状の再燃を食い止めるかが大きな課題である。服薬を続けている患者においても再発は少なくない[1]が，服薬を中断する患者は多く，その場合，2年以内の再発率は75％と報告されている[10]。そして，再発すれば以前の機

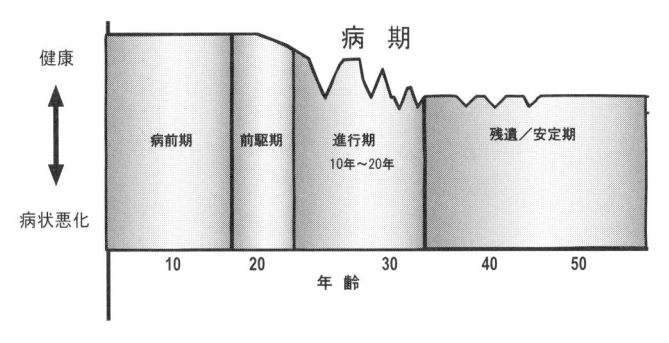

図2 統合失調症の自然経過（文献14を改変）

能レベルまで回復するのは困難となり[24]，患者・家族にとって大きなマイナスである。したがって，早期治療，機能回復，再発予防が治療の焦点であり，その導入としての急性期治療は最重要期間といえる。

3．薬物選択

最適な薬物は，実際に投薬し緻密な臨床観察を行いながら"Trial and Error"で探すしかない。

ではどの薬物を急性期での第一選択とすべきであろうか？ 治療が奏効しない場合の機能障害の大きさを考えると，その選択にはなによりも治療効果が大切であり，次いで副作用プロフィールの検討が必要となる。かつて副作用の多さにもかかわらず，haloperidolが第一選択薬であり続けたのは有効性の観点からであろう。第一選択薬の選定は，病状が改善する可能性が最も高く，かつ再発しにくいという治療効果の観点を第一要件にすべきである（図3）。

Ⅲ．心 理 教 育

1．心理教育の重要性

患者・家族・治療者が具体的な治療ゴールを共有するためには，初診時

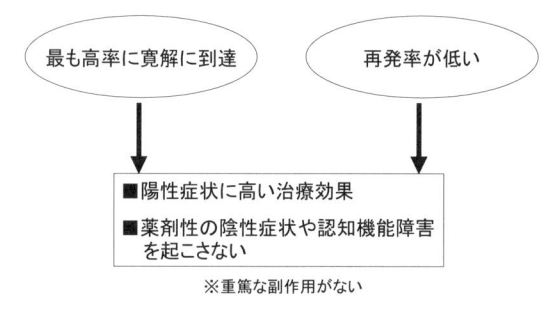

図3　第一選択薬の条件

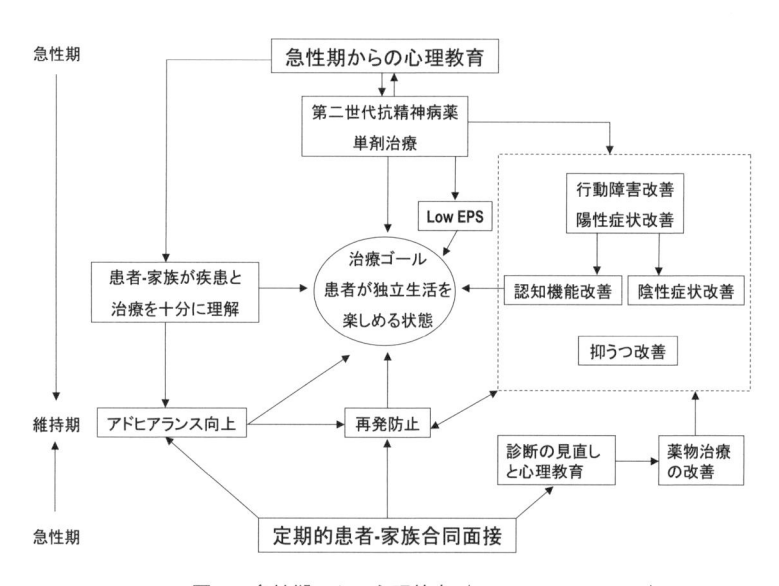

図4　急性期からの心理教育（Key Success Factor）

からの心理教育[20]の導入が望ましい（図4）。初回の診断面接後に表1の内容を10～15分位かけて行うが，患者と家族は現実否認しがちなので，その後も繰り返し行うことが大切である。たとえ幻覚妄想・精神運動興奮状態にあっても，患者は部分的に現実検討力，理解力を備えているから，その人格を尊重し，誠実に治療の必要性を説明する努力を怠ってはならない。

表1　患者および家族への心理教育（説明内容）

- 診断の告知
- 統合失調症は脳の病気である
- 薬物治療が最も重要であり，リハビリテーションと併せることによって病前の機能水準近くまで回復する可能性が十分にある
- 統合失調症の代表的な症状と自然経過，治療経過，どのような機能障害を来たすのかを説明
- 慢性病であること（糖尿病，高血圧など他の慢性病を例に挙げて，コントロール不良だった場合，臓器障害が徐々に進行するのと似ていることを説明）
- 初発では1〜2年，再発・再燃を繰り返した場合では5〜6年改善が続き寛解に至る可能性がある
- 寛解に至らなければ進行が止まらず脳が非可逆的な障害を来たす
- 寛解までは仕事などを焦らず治療とリハビリテーションに専念する
- 希望を持ちあきらめてはいけない，寛解を目指して一緒に頑張りましょう
- 寛解に至ったとしても再発予防のために一生涯にわたり薬物治療を要する病気である
- 入院治療の場合は，それが必要な理由を説明
- 服薬する薬剤の説明

2．病名告知

　病名告知は治療上必須の要件である。これをせずに検査，投薬，入院，行動制限などを行っても，その治療の根拠を失ってしまうし，たとえ症状が改善したとしても，患者自身は治療効果を自ら認識できない。病名告知は，患者と家族など関係者が合同で行い，その情報を共有することが大切である。

3．患者-家族マネージメント

　患者にとっての最も大切な支えは家族であることが多く，治療者には患者とそのような家族とを協調させる役割が求められる。定期的な患者・家族合同面接が効果的で，家族療法を用いて，相互不信の解消，正確な情報収集と共有，短期・長期の治療目標の共有や見直しを行う。このような働きかけを行うことではじめて，主体的な治療参加が可能となり，治療が前進するのである。

表2 Olanzapine の特徴

- ■幻覚・妄想に対して，haloperidol や risperidone と同等の効果を示す
- ■陰性症状，認知障害に対して効果がある
- ■20mg/日で開始することにより，早期に拒絶症，攻撃性，衝動性，不機嫌症が消失する
- ■再燃，再発を繰り返す治療抵抗性例に対しても高い確率で改善を見込める
- ■アカシジア以外の EPS の発現は少なく，アカシジアも一過性のことが多い
- ■20mg/日で開始しても副作用頻度は増加しない
- ■薬剤因性の抑うつはほとんど認められない
- ■気分安定化作用がある
- ■体重増加と眠気は高い頻度でみられるが，他の副作用は全般的に少ない

Ⅳ．Olanzapine による急性期治療

1．Olanzapine の特徴

Olanzapine の特徴を表2に示した。Olanzapine は急性期の第一選択薬としての要件を満たしており，緊急入院や行動制限を要する行動障害が激しいケースや，拒食，拒薬などマネージメントが難しいケースに対しても十分な治療効果が望める。

Olanzapine 20mg/日で治療開始し奏効した患者は，初回投薬の夜にぐっすりと眠り，翌日には攻撃性，衝動性，不機嫌症，拒絶症が明らかに改善している。自閉傾向や抑うつが軽快し，幻覚・妄想の内容を語るようになり，家族，看護師，医師も患者の精神内界や心理的な苦しさを理解することができる。たとえ興奮が残存し多弁であっても，看護師の指示に素直に従うことが多い。このように，olanzapine で急性期治療を開始しそれが奏効すると，早期から意思疎通が取れるため，患者の保護や看護だけでなく，患者と家族への心理教育も容易になり，そこから維持期を見据えた治療への導入が容易になる[5,6,22]。

2．拒薬患者への対処

患者が薬の内容を確認し，治療に主体的に参加し，その意味を理解するためには，経口薬での治療開始が望ましい。拒薬患者には，服薬を家族から勧めてもらう状況を設定するほか，家族，看護師ら複数名が同席することで,入院治療という現実を直視させる。その上で薬剤名と効果を説明し，「どんな薬を飲むのかはっきり自覚して飲んでほしい」と粘り強く語りかけ患者の主体的参加を促す。拒薬が続く場合，「服薬しなければ，強制的にでも注射しなければならない。それくらい緊急に治療が必要です」と説明する。同時に注射薬のデメリットも説明し，患者自身に経口薬か注射薬かを選択してもらう。顕著な拒絶があるようでも，このような取り組みによって服薬開始まで10分も要しないことが多い。投薬前の採血拒否についても同様の工夫によって，ほとんどのケースで検査が可能となる。

3．Olanzapine の効果的な投与方法

1）初回投与量，投与回数

Olanzapine は20mg／日で開始するとその効果発現が速い[21]。10mg／日で開始し漸増した場合と比較すると，その効果発現までの期間は明らかに短い。EPSや起立性低血圧はほとんどみられず[11]，海外の報告では投与1日，2日目に40mgの olanzapine を使用する試験[2]が行われたが，10mgで開始した群と比べて副作用の発現率に有意差は認められていない。

ただし，急性期であっても，外来通院が可能で行動障害が少ない症例では，5～10mgから漸増する方法が適切な場合もある。

2）急性期の補助薬

ⅰ）Lorazepam：行動障害が顕著で，olanzapine 20mg／日単剤で十分な鎮静が得られないと予測される場合，補助薬としてベンゾジアセピン系抗不安薬の lorazepam を併用することにしている。Lorazepam を初回投与時に1～2mg，以後1回1～2mg を1日4回投与[13]，つまり1日最大量8mg まで併用する。これによって行動障害が激しい症例でも翌日には適切

表3 PANSS EC（興奮のコンポーネント）

	1 なし	2 ごく軽度	3 軽度	4 中等度
興奮	定義に当てはまらない	病理的か疑わしい。もしくは正常上限。	面接中わずかに乱れたり，警戒的であったり，張り詰めていたりするが，明らかな興奮性や気分易変性はない。会話は少し切迫していることもある。	面接中焦燥感や切迫感が明らかにみられ，会話と行為を障害したり，散発的に激高する。
敵意	定義に当てはまらない	病理的か疑わしい。もしくは正常上限。	皮肉，不遜，敵意のある言葉，時には易刺激性などに示される間接的で限局した怒りの表明。	明らかに敵意のある態度を示し，しばしば易刺激性で怒りの直接的表明がみられる。
緊張	定義に当てはまらない	病理的か疑わしい。もしくは正常上限。	姿勢や動作が軽度の不安を示している。たとえば軽い硬直，時々出現する落ち着きのなさ，位置の移動，あるいは手の細かく早い震えなど。	せかせかして落ち着きのない行動，明瞭な手の震え，多量の発汗あるいは神経質な癖のように，明らかな神経過敏の現象が様々に現れている。
非協調性	定義に当てはまらない	病理的か疑わしい。もしくは正常上限。	憤り，苛立ち，あてこすりなどの態度が認められる。面接中の微妙な質問に対して，いやな感じを生じさせない程度の拒否も認められる。	自分のベッドを整えることや予定のプログラムに参加するなどの通常の社会的な義務を果たすことを，時としてはっきりと拒否する。患者は敵意や抵抗あるいは拒絶を示すこともあるが，普通は働きかけに応ずることができる。
衝動性の調節障害	定義に当てはまらない	病理的か疑わしい。もしくは正常上限。	患者はストレスに直面したり満足が得られないときに，容易に怒り，動揺する傾向が認められるが，直接的な行動に移すことはまれである。	患者は些細な挑発によって怒り，罵倒を始める。時に威嚇的となったり，破壊的になったり，1,2度物理的な対決や小さな喧嘩を起こしてしまう。

興奮	行動の増大，刺激反応性の亢進過剰警戒，気分易変性の増大に示されるような活動性亢進状
敵意	怒り，憤りの言語的ないし非言語的表明，皮肉，受動・攻撃行動，言語的暴力，攻撃性に示
緊張	硬直，振戦，多量の発汗，落ち着きのなさのように，恐怖感，不安感，焦燥感が明らかに身体にあらわされていること。不安であることを証拠立てる言語的表明と面接中に観察される
非協調性	面接者，病院職員，家族など重要な他者の意向に同調することを積極的に拒否すること。不信感，防衛，頑固さ，拒絶，権威に対する反発，敵意あるいは闘争性を伴うこともある。
衝動性の調節障害	突発的で抑制を欠いた気分の変動や，後先を考えない緊張や情動の暴発をもたらすような，内的な促迫に対する行動の抑制や調節の障害。面接中の行動と看護職員ないし家族の報告に

な鎮静が得られることが多い。Lorazepam は代謝過程が単純で蓄積しにくいため，過鎮静に至った場合でも，減量することで速やかな回復が可能である[3]。

ⅱ）その他の補助薬：急性期治療初期段階では，主剤の抗精神病薬とベンゾジアゼピンだけで経過を観察することが基本である。しかし,衝動性,

（文献12, 25より改変）

5 やや重度	6 重度	7 最重度
顕著な活動性亢進がみられ, しばしば行為の暴発もみられて, 患者は数分もじっと座っていることができない。	著明な興奮が面接を支配し, 注意を絞ることができない。食事や睡眠のような日常的な機能もある程度障害される。	著明な興奮は食事や睡眠を深刻に障害し, 対人交流を持つことは不可能である。会話や行為の増大は時に減裂や疲憊をもたらす。
患者はかなり易刺激的で, 時には暴言や威嚇がみられる。	非協調性, 言語的暴力, 脅迫のため, 面接はほとんど成り立たず, 社会関係に深刻な影響をおよぼす。患者は暴力的, 破壊的であっても, 他人を物理的に傷つけることはない。	顕著な怒りが極度の非協調性となり, 対人交流を遮断する。時には他人への物理的攻撃がみられる。
神経過敏な振戦, 多量の発汗, 落ち着きのなさのように多彩な表現により, 深刻な緊張が認められる。しかし, 面接での振舞いはひどく障害されてはいない。	対人関係も障害されるほどの深刻な緊張である。たとえば, 患者は常にそわそわし長くじっとして座っていることができないし, 過呼吸を示すこともある。	落ち着きのない動きがありせわしなく, 1分もじっとして座っていられないので, 持続的な会話が不可能となるような恐怖あるいは粗大な運動促迫の症状が認められる著明な緊張である。
患者はしばしば自分の生活上の義務を遂行せず, 他人からは仲間外れと見なされ, 態度に重大な問題があると思われている。非協調性は, 面接者に対する明らかな敵意や焦燥感として, また大半の質問になんとなく不本意ながら答えるという態度として表われる。	患者は非常に非協調的, 拒絶的で, 時に好戦的となる。ほとんどの社会的義務に従事することを拒否し, 面接を始めることをいやがったり, 面接に最後まで応じない。	実質的にほとんど全ての機能領域において, 患者の積極的な抵抗の影響が著しく認められる。どんな社会的活動にも加わらず, 身の回りのこともしない。また家族や職員とも話さず, 短時間の面接にも応じない。
患者は罵倒や器物破損, 身体的威嚇を含む衝動的な事件を繰り返している。激しい攻撃性を表したことが1, 2度あり, そのために患者の隔離や身体的拘束あるいは鎮静を必要としたことがある。	患者は, しばしば衝動的であり, 攻撃的, 威嚇的, 強要的, 破壊的になる。他害的な行動を示し, 性的な衝動が強かったり, 場合によっては幻覚によって支配された行動がみられる。	患者は致死的な暴行や強姦を犯して, 何度も残虐性を示し, あるいは自傷行為をする危険な衝動のコントロールが不可能であり, 常に直接的な監督あるいは周りからの拘束や抑制を必要とする。

態。面接中にみられる言語的表出と家族ないし看護職員の報告に基づいて評価する。

される。面接中にみられる対人行動と家族ないし看護職員の報告に基づいて評価する。

緊張の身体的表現の重篤性を評価する。

面接中に観察される対人行動と看護職員ないし家族の報告に基づいて, 評価する。

基づいて, 評価する。

攻撃性などに改善がみられない場合には気分安定薬の併用を試みる[9]。また, 統合失調感情障害を疑う症例や, てんかん性脳波異常を伴い粘着性・爆発性の極めて高い症例などでは, 気分安定薬 (lithium, valproate, carbamazepine) を併用することは有用である。

　3) 抗パーキンソン病薬併用について

Olanzapine は EPS の発現率が低く，そして投与量を増加させてもそのリスクがあまり変わらないため，抗パーキンソン病薬を必要とすることは少ない。よって抗パーキンソン病薬の予防投与は行うべきでない[17]。抗パーキンソン病薬で EPS をマスクすると，抗精神病薬の適量設定が困難となるし，また，抗コリン性副作用も無視できない[18]。Olanzapine で時にみられるアカシジアに関しては，抗パーキンソン病薬や抗不安薬で消失することが多いので，どちらかを選択すればよい。アカシジアは一時的であることが多いので，1～2週経過後にこれらの薬物の漸減中止を試みる。

4）効果判定の指標

病棟管理の側からみた急性期の臨床効果は，行動障害に関しては看護師がひとりで患者に接しても恐怖感を覚えないこと，拒絶症に関しては拒食，拒薬，拒絶言動がなくなることで判定できる。また，客観的には PANSS EC スコア[12]の敵意，非協調性，衝動性の調節障害などの項目が3点以下になることで判定する（表3）。実際，投与2日目には3点以下を達成していることが多い。

5）減量方法

2日目から1週間で過鎮静が生じた場合，まず補助薬であるベンゾジアゼピンを漸減し，理想的には2週間以内に中止する。しかし，lorazepam 8 mg でも過鎮静とならず，減量すると不安・幻覚の悪化を認める例もあり，その場合当分 lorazepam 8 mg を継続し減量可能な時期を待つ。

Olanzapine は，眠気やアカシジアなどの副作用が出現すれば2週間毎に漸減する。20mg から15mg への減量で悪化は少ないが，15mg から10mg への減量で悪化する場合があるので，15mg からは2.5mg ずつ減量すべきである。

V．急性期治療中に注意すべき事項

Olanzapine は周知の通り糖尿病患者には禁忌とされている。そのため

投与前に血糖値を測定し糖尿病患者を除外するのは言うまでもないが，同時に家族歴の聴取も重要である。

Olanzapine の弱点として，治療初期に急激な体重増加がみられることがある。したがって，"Solutions for Wellness" といった食事・運動療法プログラム[16]などを早期から導入し，退院後の生活習慣改善も見据えて，患者および家族への教育を開始することが望ましい[15]。

Ⅵ．抗精神病薬の併用について

抗精神病薬を 2 剤以上併用しても，効果がさらに上がるのかは疑問である[8]。例えば olanzapine に，haloperidol または risperidone を併用した場合，ドパミン受容体が強く遮断されてしまい[19]，表 2 に示したような olanzapine の特徴が失われる可能性がある。歴史的に，抗精神病薬併用療法は鎮静を求める手法であり，「寛解」＝脳機能回復を目指していく治療とは相容れない。

併用は単剤による治療を何種類か試みた後に行うべきであるが，2 剤併用でも最適な用量バランスを探すには長期間の試行錯誤が必要となり，現実的ではない。3 剤ではベストの用量バランスを発見するのは事実上不可能であろう。

Ⅶ．維持期を見据えて

最後に統合失調症患者の寛解像について考えてみたい。

どんな患者でも，どの薬物を使っても，ある程度の改善は認められる。従来，最も頼りにされてきた haloperidol は，陽性症状には効果があるが，薬剤因性の陰性症状や EPS，抑うつが生じる。しかし，haloperidol を 6 mg 以下などの少量まで減量できた患者では，長期経過の中で陰性症状が改善し，寛解に至り，仕事を続けている人がいるのも事実である。そ

人柄が生き生きと伝わってくる
頭がはっきり／理解力
感情表出の豊かさ
情動安定
活力
安定性＝再燃が少なく，軽症

↑

熱意 もっとよい状態、独立生活を楽しめる状態
信念 回復途上であきらめてはいけない

図5　統合失調症の寛解像

こで，haloperidolで治療した場合より高い水準の寛解状態に，より高い確率で到達できる薬物が第一選択薬となる。すなわち，治療ゴールとしての寛解像の質が問われる時代なのである。私は，olanzapineによる治療によって，haloperidolで達成できる可能性の少なかった高い水準の寛解像に，より多くの患者が到達できる手応えを得ている。

寛解像を段階的に考えてみた（図5）。最終的な寛解像では，平板な印象をぬぐえなかった人物像が，霧が晴れたように生々しい一人格として現れる。例えば生意気な言い回しとか，ソフトだが含みのある態度などが感じられる。こうした最終的寛解像で症状として残るのは，病前に比べ多少の易疲労性とストレス耐性の低さのみとなる。

統合失調症の寛解像に関しては統一のスケールが存在しないため，各治療者間で治療ゴールを共有できなかった。それが共有できれば，より高い治療ゴールを目指すことができるのではないか。

現在は治療技法も向上し，最大の武器である抗精神病薬も向上している。精神科医には，薬物療法の技術，患者の力，家族の力，近隣住民の力，病院・施設のスタッフの力，行政の力などを結集させ，あきらめずに高い寛解像を目指すマネージメント力が求められている。

Ⅷ．最　後　に

統合失調症の急性期治療に対しては，その患者の治療ゴールを見据えて

薬物が選択されるべきである。Olanzapine は高いレベルの寛解像に到達できる可能性が高い薬物であり，そのような意味で第一選択薬と考えている。加えて急性期初期に問題となる，攻撃性，衝動性，拒絶症，不機嫌症に対して20mg/日から開始することにより治療効果を向上させることができる。また，olanzapine の有効性を発揮するためには，急性期から十分な心理教育ならびに患者-家族マネージメントを継続して行うことが極めて重要である。

文　献

1) Ayuso-Gutierrez, J. L., del Rio Vega, J. M. : Factors influencing relapse in the long-term course of schizophrenia. Schizophr. Res., 28 : 199-206, 1997.
2) Baker, R. W., Kinon, B. J., Maguire, G. A. et al. : Effectiveness of rapid initial dose escalation of up to forty milligrams per day of oral olanzapine in acute agitation. J. Clin. Psychopharmacol., 23 : 342-348, 2003.
3) Currier, G. W.(大谷浩一監修): 米国における精神分裂病急性期のケアについて. 臨床精神薬理, 4 : 1323-1329, 2001.
4) 藤井康男:分裂病患者への急性期治療. 精神経誌, 102 : 1036-1042, 2000.
5) 藤井康男, 宮田量治, 村崎光邦:精神分裂病通院患者への olanzapine 長期投与—QOL を含んだ多様な治療成果の検討. 臨床精神薬理, 3(10) : 1083-1096, 2000.
6) Hamilton, S. H., Revicki, D. A., Edgell, E. T. et al. : Clinical and economic outcomes of olanzapine compared with haloperidol for schizophrenia. Pharmacoeconomics, 15 : 469-480, 1999.
7) 花輪昭太郎:統合失調症 急性期治療はどこまで進んだか. こころの科学, 120 : 66-73, 2005.
8) 稲垣 中:新規抗精神病薬間の併用の可能性と問題点. 臨床精神薬理, 8 : 171-180, 2005.
9) 石郷岡純:抗精神病薬と気分安定薬併用療法の現状と今後の課題. 臨床精神薬理, 8 : 181-190, 2005.
10) Kane, M. J. : Treatment of schizophrenia. Schizophr. Bull., 13 : 133-156, 1987.
11) Karagianis, J. L., Dawe, I. C., Thakur, A. et al. : Rapid tranquilization with olanzapine in acute psychosis : A case series. J. Clin. Psychiatry, 62(Suppl. 2) : 12-16, 2001.
12) Kay, S. R., Sevy, S. : Pyramidical model of schizophrenia. Schizophr. Bull., 16 : 537-545, 1990.

13) Kinon, B. J., Ahl, J., Rotelli, M. D. et al. : Efficacy of accelerated dose titration of olanzapine with adjunctive lorazapam to treat acute agitation in schizophrenia. Am. J. Emerg. Med., 22 : 181–186, 2004.
14) Lieberman, J. A., Perkins, D., Belger, A. et al. : The early stages of schizophrenia : speculations on pathogenesis, pathophysiology, and therapeutic approaches. Biol. Psychiatry, 50 : 884–897, 2001.
15) Littrell, K. H., Hilligoss, N. M., Kirshner, C. D. et al. : The effects of an educational intervention on antipsychotic-induced weight gain. J. Nurs. Scholarsh., 35(3) : 237–241, 2003.
16) 中川敦夫：生活習慣病予防プログラム．こらぼねっと, 4 : 12–13, 2004.
17) Prophylactic use of anticholinergics in patients on long-term neuroleptic treatment. A consensus statement. World Health Organization heads of centres collaborating in WHO co-ordinated studies on biological aspects of mental illness. Br. J. Psychiatry, 156 : 412, 1990.
18) Prophylactic use of anticholinergics in patients on long-term neuroleptic treatment. A consensus statement. World Health Organization heads of centres collaborating in WHO co-ordinated studies on biological aspects of mental illness. Br. J. Psychiatry, 156 : 412, 1990.
19) Seeman, P. : Atypical antipsychotics : Mechanism of action. Can. J. Psychiatry, 47 : 27–38, 2002.
20) 重田かおる, 片桐秀晃, 小櫻麻由子他：精神科急性期治療病棟における患者心理教育の取り組み．日精協誌, 24 : 895–899, 2005.
21) 武内克也, 酒井明夫, 伊藤欣司他：統合失調症初発例の興奮に対する olanzapine 20 mg 投与の有用性．精神科治療学, 20 : 315–322, 2005.
22) Tran, P. V., Hamilton, S. H., Kuntz, A. J. et al. : Double-blind comparison of olanzapine versus risperidone in the treatment of schizophrenia and other psychotic disorders. J. Clin. Psychopharmacol., 17 : 407–418, 1997.
23) 堤祐一郎, 高橋晋, 二階堂亜砂子他：急性期統合失調症に対する olanzapine の有用性．臨床精神薬理, 8 : 937–948, 2005.
24) Wyatt, R. J. : Neuroleptics and the natural course of schizophrenia. Schizophr. Bull., 17 : 325–351, 1991.
25) 山田寛, 増井寛治, 菊本弘次訳：陽性・陰性症状評価尺度(PANSS)マニュアル．星和書店, 東京, 1991.

第2章

急性期治療の選択肢としての olanzapine－その2

堤　祐一郎

I. 序文：統合失調症急性期症状
―患者と精神科医が望むこと

　多くの疾患がそうであるように，精神障害でも急性期の病像と慢性期あるいは安定期の病像は異なる。一般に急性期は症状が多彩であり，かつ症状の程度が強く，時には生命の危険性を伴うこともまれではない。統合失調症においても，急性期では慢性期にみられないような多彩で変化に富んだ派手な症状が出現する。幻覚妄想症状に加え自傷他害行為を伴うような重症度が高い患者は，入院治療を余儀なくされ，かつ行動制限を必要とすることもあり，患者，医療従事者いずれにおいてもストレスフルな状況になる。また，緊張病性昏迷状態時では，食事や飲水などの生命を維持する基本的な本能行為をも拒否することが多く，対応にしばしば苦慮する。

　このような急性期の病態に対して，精神科医側の希望することは，リスクを最小限にして急性期の病状を軽減させることであるし，患者側が望むことは，発症前の健康な心身状態まで回復し早期に退院し社会復帰することである。これらの双方の希望を満足させる方法があるのであろうか？われわれはその方法を探究し，技量を向上させているのであろうか？

　これらの課題に多少なりとも参考になるべく，当院での統合失調症患者治療の試行錯誤の結果について明らかにし，さらなる精神科医の治療技術向上に，そして患者の予後がより良いものになることを願い，統合失調症

病態と急性期治療ストラテジーについて述べていきたい。

II．経過からみた統合失調症症状の位置づけ

統合失調症の急性期病像は陽性症状を中心に各症状が悪化増幅するが，特に興奮，誇大性，敵意の各症状は「純粋に一過性」の症状であり，次に疎通性の障害，感情症状群，認知機能障害群症状の多くは，「一過性に中等度に前景」である。急性期に高頻度に前景でみられる症状は，急速にある程度の改善が得られるが，一方で，陽性症状の中では妄想，概念の統合障害，幻覚，猜疑心の各症状，多くの陰性症状や認知機能障害は「持続性」の症状群であり，大部分の陰性症状は「改善遅延性」である。これらの持続性あるいは改善遅延性症状群は統合失調症の中核的症状といえよう[21]。

III．急性期治療の目標と方針

このような急性期病態の患者は入院治療や行動制限の必要性などについての理解は不十分であることが多い。精神科医の希望は，リスクを最小限に治療することである。すなわち，①急性期症状の早期軽減，②行動制限の早期解除，③過度な鎮静状態を避ける，④錐体外路症状を避ける，⑤その他の副作用を出現させない，⑥服薬コンプライアンスの確保，⑦陽性症状を十分に軽減し，同時に陰性症状や認知障害を最小限にする，⑧病識の獲得，などであり，これらをできるだけ少ない薬剤で実現したい。

一方，患者や家族が望むことは，発症前の健康な心身状態まで回復し早期に退院し社会復帰することである。すなわち，①早期の退院，②学校や仕事，家事などへの復帰，③少量の薬物，④薬の副作用は望まない，などである。

これらの様々な治療目標に向かって治療者と患者の相互協力のもと治療を進めていく。

Ⅳ．第二世代抗精神病薬（olanzapine）の登場と治療状況の変化

第二世代抗精神病薬の1つであるolanzapineが本邦に登場して6年間が経過した。ほぼ同時期にquetiapineとperospironeも使用開始となり，1996年発売のrisperidoneと合わせて計4剤が使用可能になった。最近の調査では，これら第二世代抗精神病薬の使用状況は処方箋ベースで32.4％であり，第一世代抗精神病薬は67.6％，そしてolanzapineは7.6％である[7]。ただしこの調査では統合失調症患者のどのような病態あるいは病期に使用されたものかは不明であるが，急性期および慢性期を含めた使用率であろう。同様な文化水準をもつ他の諸国と比較しても，わが国での従来型抗精神病薬への依存は今日も尚まだ著しく高い[15]。

Ⅴ．急性期入院患者統計と統合失調症急性期治療状況

恩方病院の精神科病床385床のうち，急性期の閉鎖病棟は120床である。2005年3月から2006年2月末までの1年間に急性期病棟に入院した統合失調症圏内の入院患者は男性62名，女性51名，計113名であった。平均年齢39.7歳，平均罹病期間12.3年，入院形態として，措置入院37％，医療保護入院33％，任意入院30％であり，初発あるいは未治療例は12％，再発・再燃例が88％であった。

当院では以前より急性期患者に対して第二世代抗精神病薬を第一選択薬剤として使用してきたが，2001年から4剤の選択肢となり，患者の病態や背景因子により使い分けを行ってきた。最近の2005年4月から2006年3月末までの1年間の統合失調症圏内入院患者113名における新規抗精神病薬の使用割合は，olanzapine（42％），risperidone（40％），perospirone（10％）， quetiapine（8%）であった。また当院では，全例経口薬剤を用い，注射製剤の使用は行っていない。

Ⅵ．Olanzapine 治療反応性

1．背景

Olanzapine を第一選択薬剤として治療を開始した54名について，性別・平均年齢，治療歴，前景症状群，治療反応性，他の向精神薬の併用状況，副作用あるいは随伴症状，忍容性などについて後方視的に調査した。対象群は男性29名，女性25名，平均年齢男性40.07歳，女性34.75歳，平均罹病期間13.1年，その中で初発初回治療例6名，治療歴のある者の前治療薬の種類は平均6.7種，うち抗精神病薬は平均2.5種，新規抗精神病薬使用歴を有するものは80％であった。

2．投与前病態

Olanzapine 投与前における Positive and Negative Syndrome Scale（PANSS）の平均スコア6以上の「重度」の症状は，妄想，概念の統合障害，猜疑心，不自然な思考内容であった。平均スコア5以上の「やや重度」の症状は，幻覚，情動の平板化，疎通性の障害，受動性/意欲低下による社会的引きこもり，抽象的思考の困難，不安，緊張，衝動性の調節障害，判断力と病識の欠如，没入性，自主的な社会回避であった。

Olanzapine は，陽性症状では，妄想，概念の統合障害，幻覚，興奮，猜疑心，陰性症状では，受動性/意欲低下による社会的引きこもり，抽象的思考の困難，その他の症状では，不安，緊張，衝動性の調節障害などの情動症状群，さらに不自然な思考内容，判断力と病識の欠如，没入性，自主的な社会回避などの認知や判断力障害などの症状が前景の患者に対して使用されていた（表1）。

表1　PANSS 堤改変

陽性症状群：	陰性症状群：
1　妄想	1　情動の平板化
2　概念の統合障害	2　感情的引きこもり
3　幻覚	3　疎通性の障害
4　興奮	4　受動性/意欲低下による社会的
5　誇大性	引きこもり
6　猜疑心	5　抽象的思考の困難
7　敵意	6　会話の自発性と流暢さの欠如
	7　常同的思考
不安・抑うつ症状群：	認知機能障害群：
1　心気症	1　不自然な思考内容
2　不安	2　失見当識
3　罪責感	3　注意の障害
4　緊張	4　判断力と病識の欠如
5　抑うつ	5　意思の障害
6　運動減退	6　没入性
7　衝動性の調節障害	7　自主的な社会回避

3．補助薬剤使用状況

精神運動興奮や焦燥感，あるいは他害攻撃性や軽躁状態を伴う病態時には，ベンゾジアゼピン系薬物あるいは sodium valproate や lithium などの情動安定作用薬物を一時的に併用した。Lorazepam 併用率36.3%（1〜4 mg 平均用量1.28mg），sodium valproate 併用率28.1%（200〜1,600mg 平均用量716mg），lithium 併用率3.63%（200〜1,200mg 平均用量900mg）であった。これらの一時的補助薬の実際的な使用法については後述する。

4．Olanzapine の効果

Olanzapine 投与後6週間で最も良好な治療反応性がみられた症状は，興奮と抑うつ気分であった。これらに続いて反応性が良かったのは幻覚，受動性/意欲低下における社会的引きこもり，不安，緊張の各症状であり，次に妄想，概念の統合障害，情動の平板化，感情的引きこもり，疎通

表2　Olanzapine が推奨される患者の背景因子

・初発・未治療例
・学業を継続したい，あるいは継続させたい患者
・比較的若年者
・妄想気分，観念連合障害，不安，緊張症状が前景
・不眠
・痩せ型体型
・他の薬剤で錐体外路症状を認めている
・他の薬剤で再発再燃を繰り返している

性の障害，心気症などであった。

よって，olanzapine 投与前の前景症状で治療反応性が良好であったのは，興奮，幻覚，受動性／意欲低下における社会的引きこもり，不安，緊張，妄想，概念の統合障害，の各症状であった。

5．副作用，随伴症状，忍容性

退院時あるいは6週後において，錐体外路症状を7.4%に認めた。一過性のトランスアミナーゼ上昇を9%，脂質代謝値異常を12%，2kg 以上の体重増加を10%に認めたが，血糖値異常（空腹時血糖値110mg 以上）を認めた症例はなかった。効果不十分で他の抗精神病薬に変更された症例は8%であった。

Ⅶ．Olanzapine が推奨される患者の背景因子

Olanzapine が推奨される患者の背景因子に関して表2に示した，特に初発例では，治療に際して慎重な様々な配慮が要求される。急性期の病状を十分に軽減消退させることはもちろん，病識や今後の治療の動機付け，コンプライアンス確保が必要である。そのためにも抗精神病薬による自覚的副作用がなく，認知機能障害や急性期後の抑うつなどが少ない，飲み心地の良い薬物選択が必要条件である。従来型抗精神病薬の中には神経毒性

表3　Olanzapine 処方前のチェックポイント

① 投与禁忌事項：糖尿病の既往歴と現病歴を確認する
② 投与注意事項：添付文書を参考に，olanzapine 投与の有用性とリスクの双方を考慮する
③ BMI（kg/m^2）＝25以上
④ 随時血糖値＝200mg/dL 以上
⑤ Olanzapine による錐体外路症状あるいはその他の有害事象歴

作用が示唆されているものもあり[2,6,14,16]，患者の良好な長期予後を確保するためにも，特に初発例では新規抗精神病薬による治療が望まれる[17,18]。

統合失調症は思春期に好発し，就学年齢での発症も多くみられる。急性期症状軽減後は，就学を再開したいとの希望が出るのも当然である。このためには思考力の確保が必要だが，向精神薬による過度な鎮静状態はこれを困難にする。このような初発例あるいは就学途中での若年者発症例では，第二世代抗精神病薬の中でも olanzapine が第一選択肢として挙げられる。

私の臨床経験から，妄想気分，不安感・緊張感，観念連合障害などの症状が前景の患者に，よりすぐれた治療反応性を認めた。また，睡眠リズムの障害を有する患者が多いが，olanzapine の就眠前服用により良好な夜間睡眠が確保でき，かつ olanzapine の血中濃度半減期が28.5時間であることから投与回数も1日1回で十分である。

さらに摂食不良から著しい痩せを認めることがあるが，精神病症状の改善と情動安定化作用および食欲改善効果により，栄養が確保され身体の健康状態が良好となる。糖尿病が否定され，かつ痩せ型の患者には olanzapine が第一の選択肢である。

これまで数回の病状再燃あるいは再発を繰り返している患者では，服薬コンプライアンスが十分でないことが多い。錐体外路症状や薬物の種類や量や回数など患者にとって服用が困難な理由があり，それらの服薬に伴う様々な随伴事象を少なくする目的からも olanzapine の特徴を生かした処

表4　Olanzapine 投与中のチェックポイント

① 空腹時血糖
② 体重
③ 口渇,多飲,多尿,頻尿,
④ 錐体外路症状
⑤ 併用薬物の相互作用に注意
⑥ 抗パーキンソン薬との併用注意
⑦ 喫煙の有無

方組み立てが望まれる。

一方,抗精神病薬投与に際しては,安全性確保が最重要だが,olanzapine 処方前,投与中のチェックポイントを表3,4にまとめた

Ⅷ.急性期における olanzapine 投与方法

統合失調症急性期患者の示す病態や背景因子は個々に異なる。したがって,ここでは実際に急性期入院治療を行った患者の病態と背景の概略を記述する。

①17歳,男性,高校生,初発,BMI＝19.7

主訴:「悪口が聴こえてくる,学校が怖い,眠れない,死にたい」

4ヵ月前からテレビを避け,欠席や早退が多くなる。2週間前から「友人から悪口言われている,周囲が怖い,死にたい」と自室を暗くして閉居,ほとんど食事をとらず,両親に付き添われて受診,そのまま入院(11:30)となる。入院時,表情は抑うつ的で独語あり。「他人から悪口言われている,自分のことを他人が知っている」と述べ,不眠,自殺念慮も認めた。血糖値58mg/dl。昼食は半介助で約半量摂取。Olanzapine 5 mg 投与後に約3時間の睡眠,覚醒後は周囲を警戒する視線と態度を示す。同日就眠前に olanzapine10mg 投与し翌朝まで良好な睡眠状態が得られた。X＋2日から15mg/日就眠前投与にて経過観察,第5病日頃から他の患者

との会話もみられるようになり，X＋10日頃から「聴こえてくるのが少なくなって，気分もよくなってきました」と述べ，X＋20日には倦怠感を訴えるため10mgに減量，その後外泊を行い第28病日には退院した。

②22歳，男性，大学4年生，初発，BMI＝20.5
主訴：「サターンがくる，狙われている，帰り道を変更しなければならない」

3ヵ月前から活気がなく不登校と昼夜逆転の生活になっていた。1週間前からほとんど睡眠をとらず表情は硬く独語あり。X−2日には振り払う仕草があり，X日「狙われている，敵をやっつけにいかなければ」と突然叫び，興奮状態になる。制止しようとした母親と妹に暴力をふるい，妹に前歯と頬骨の骨折を負わせてしまう。警察に保護され当院に措置入院（17：00）となる。母方祖父に糖尿病診断歴あり。非合法薬物使用歴なし。

入院時「とりつかれている」と視線険しく振り払う動作や突然飛び出そうとする行為あり。簡易血糖検査にて78mg/dl。Olanzapine 5 mgおよびlorazepam 0.5mg投与するも，隔離室内を徘徊したり，ベッドに横になったり落ち着かず，20：30ドアを蹴ったり叩いたりの興奮状態であった。Olanzapine 15mgおよびlorazepam 1.0mgを投与，21：30ベッドに臥床しその後睡眠。X＋1日9：30「サターンだ」と叫び，ドアの足蹴りで足底部に裂傷形成。自傷行為を含む幻覚妄想・精神運動興奮状態につき身体拘束を実施した。12：30 olanzapine 5 mg, lorazepam 0.5mg, sodium valproate 200mg投与。就眠前にolanzapine 15mg, lorazepam1.0mg, sodium valproate 200mg投与。以後の処方内容も同じである。X＋2日，身体拘束は解除した。X＋4日，表情の険しさが軽減し「サターンが少なくなった」と述べ日常会話が可能となり，隔離室解除となった。

③34歳，女性，再燃，BMI＝22.9，11回の他院入院歴あり。

大学卒業後に就職。25歳頃から不眠や摂食不良があり，A精神科病院受診しそのまま約1年間入院治療を受ける。退院後は結婚し27歳時に女児を出産するも，産後止血不良で精神的に不安定となり，B精神科病院に転院しそのまま約6ヵ月間入院する。28歳時離婚。その後C精神科病院に数回入退院を繰り返す。X-4年からD精神科病院へ通院，X-2年，X-1年には同病院に入院歴がある。本院入院当日の3：00頃中途覚醒し，追加服用させようとした母親と父親に対して暴言と暴力行為があり，母親は肋骨骨折。警察に保護され，警察車両にて受診し医療保護入院（14：00）となる。

入院時，表情は険しく意味関連不明の叫声があった。糖尿病の既往歴なく，血糖値102mg/dl。隔離室にてolanzapine 10mgおよびlorazepam 1.0mgを投与した。同日21：00 olanzapine 10mgおよびlorazepam 1.0mg投与後睡眠。X＋1日終日隔離室内を徘徊し落ち着かず。X＋3日独語と精神運動不穏状態に加え脱衣行為があり，同日からolanzapine 20mg, lorazepam 2.0mgに加えsodium valproate 600mgの追加投与開始，X＋6日からlorazepam 2.5mg, sodium valproate 1,200mgへ増量，X＋11日には落ち着きもみられるため隔離室解除し，X＋19日からlorazepamは1.5mgへ，sodium valproateは800mgへ減量した。「聴こえてくるのが少なくなりました」と述べ一般病室にて落ち着いて過ごすようになった。

治療解説

症例①のように被害関係妄想，幻聴，抑うつ気分，不眠などを前景とする病態には初回投与量5〜10mgから開始し，1週間前後で15〜20mg/日/就眠前投与とし経過観察していく。補助薬剤を必要とすることは少ない。

症例②，③のように著しい病的体験と一過性の精神運動興奮状態を伴う病状には，olanzapine初回投与量5〜10mgとlorazepam 0.5〜1mgを併

用している。少なくとも3時間程度の経過観察の後に，病態により olanzapine 10〜15mg と lorazepam 1〜2mg を投与する。ただし第1病日24時間内投与量としては olanzapine 20mg, lorazepam 3mg を超えないよう注意する。また，第2病日以降も著しい興奮状態や躁状態を認めるときは sodium valproate 200〜1,200mg をさらに一時的に併用する。

IX. 補助薬剤の併用

いわゆる精神運動不穏状態の病態生理として，興奮性神経伝達系のドパミン系異常のみならず，抑制性神経伝達系である GABA 系やセロトニン系の異常，またその他の系の関与が示唆されている[3,8,11,12,19]。ドパミン系については，中脳辺縁系における過活動状態が精神運動興奮状態や幻覚・妄想症状の病態生理であることは，amphetamine 精神病や抗精神病薬の作用機序などから明らかであり広く知られているが，GABA 系やセロトニン系の関与とその病態生理についてはまだ不明な点もあり，精神科医には十分な認識がないと思われる。他の精神障害による精神運動興奮状態や不安焦燥状態などについては，GABA 系やセロトニン系の関与が明らかにされており[1,5]，統合失調症の急性期における同状態の病態生理にも，ドパミン系のみならず特に GABA 系の関与が示唆されている。

このような病態生理から，統合失調症患者にみられる一過性の精神運動興奮や焦燥感，あるいは他害攻撃性や軽躁状態には，ベンゾジアゼピン系薬物あるいは sodium valproate や lithium などの情動安定作用薬物を一時的に併用する。ただし，補助薬の条件は表5に示した通りであり，その条件を満たす補助薬として推奨される薬剤を表6に示した。また，これらの補助薬使用の利点としては表7に示すように速効性と安全性の確保，および抗精神病薬投与量の増量を防止するのみならず，抗精神病薬との相乗効果で精神病症状そのものの軽減効果が期待できるという点がある[4,9,13,20,22]。

表5　補助薬の条件

1．主剤の主作用を損なわない
2．主剤の不足する効果・作用を補助・増強する
3．一時的に用いる薬物療法
　　これに伴う副作用・随伴症状は最小であること

表6　補助薬として推奨される向精神薬

1．ベンゾジアゼピン系薬物：lorazepam, clonazepam
2．Sodium valproate
3．Lithium

表7　補助薬使用の利点

1．早急な静穏効果に優れる
2．錐体外路症状を認めない
3．遅延する過鎮静状態を回避できる
4．抗コリン作用が最小
5．抗精神病薬の多剤・大量使用を回避できる
6．抗精神病薬との相乗効果が期待できる

Ⅹ．Olanzapine を中心とした急性期治療方法論のまとめ

　表8に示した項目について以下のように解説する。初回投与量は5～10 mg/回/日から開始する。著しい病的体験あるいはそれに伴う精神運動興奮状態では20mg/日まで増量する。著明な精神運動興奮が持続する場合は，補助薬の項で既述したように迅速な鎮静作用を有するベンゾジアゼピン系薬剤の lorazepam（1～4 mg）などを併用する。抗精神病薬，補助薬を含めた薬剤の服用回数は3～4回/日を必要とすることもあるが，多くは夕食後あるいは就眠前の1～2回/日の投与で十分なことが多い。さらに躁状態を伴う場合は sodium valproate（600～1,200〈1,600〉mg），あるいは lithium（400～1,000mg）を追加併用する。そして多弁，多動，

表8　急性期病態に対するolanzapineを
中心とした治療方法論のまとめ

1．初回投与量，投与回数
2．効果の有無の判定方法，判定に要する期間
3．効果不十分な場合の増量のしかた，指標とすべき症状
4．効果不十分な場合の補助薬・併用薬の使い方
5．抗パーキンソン薬併用の考え方

易興奮性などの情動症状の軽減に伴いこれらの補助薬は漸減中止する。

Olanzapine 20mgを3週間以上使用したにもかかわらず幻覚症状や妄想症状を中等度以上認める患者でも，sodium valproateの併用によりこれらの症状が軽減することがある[9]。

抗精神病薬の効果判定のためには2～3週間程度を要するので，それ以下の投与日数では，薬効判定に誤判断が生じる可能性があり注意を要する。

さらに，haloperidolなどの切り込み効果の強い従来型抗精神病薬を大量に用いても幻聴は完全に消退しないこともあり，幻覚症状を治療の主目標にすると，抗精神病薬の大量多剤処方とそれによる錐体外路症状あるいは過度な鎮静状態，コンプライアンスとアドヒアランスの喪失および著しいQuality of Life（QOL）低下という悪循環に陥ってしまう危険性があることに注意すべきである。よって，幻覚症状が多少残存しても，患者がその幻覚症状と意識の距離を置いて対処できるように患者教育や認知療法的指導を行うことが大切である。

抗精神病薬による副作用の中で患者が最も治療意欲を失い，薬物治療に不信感を抱くのが，錐体外路症状の出現である。投与早期にみられるのはアカシジアと急性ジストニアである。このような錐体外路症状が出現するということは，黒質線条体および大脳辺縁系でのドパミン抑制が80％以上であることが示唆される[10]。抗精神病作用は65％以上のドパミン抑制でみられることが明らかにされており[10]，80％以上では精神病症状改善効果は

表9 Olanzapine薬物療法：総まとめ

1．抗精神病薬は鎮静薬ではない
2．病状により20mgまで使用する
3．精神運動興奮状態を伴う場合，向精神薬補助薬を使用する
4．20mgにて病的体験が中等度残存する場合，向精神薬補助薬を使用する
5．錐体外路症状出現時はolanzapineを減薬する
6．効果不十分な場合は他の抗精神病薬にスイッチングする
7．抗パーキンソン薬は使用しない

プラトー状態になることから，錐体外路症状の発症がみられたら，まず抗精神病薬の減量が最優先である。抗パーキンソン薬は薬剤性錐体外路症状に拮抗できないばかりか，中枢性および末梢性抗コリン作用が新たに加わり，抗パーキンソン薬によるさらなる副作用に患者が悩まされることになるため，可能な限り投与は避ける。

XI．急性期から回復期・安定期へ─維持治療に向けての薬剤量調節方法（図1，表9）

陽性症状が軽減あるいは消退し，陰性症状や認知機能障害も改善すると，社会性を取り戻す前段階である回復期に入る。患者は社会との接点を見出そうとし，社会生活に合流すべく自己の状態を確認し，それに不都合な点を改善しようと努力する。回復期に入ると急性期に必要であった抗精神病薬の用量では，多くの患者は眠気や倦怠感あるいは抑うつ感を訴えるようになる。回復期では，急性期のおよそ半量にて病状安定が可能なことが多い。最近1年間の自験例では，急性期での最大投与量の平均値17.8mgに対し，6週後は平均15.2mgであった。

最も大切なことは，患者自身が薬物治療継続の動機付けと，それを実践する上での阻害因子を排除することである。その基礎条件として，錐体外路症状や気分不快などを認めない必要最小限の抗精神病薬用量であること，さらに急性期から，統合失調症の症状や病態疾患に対する認知行動療

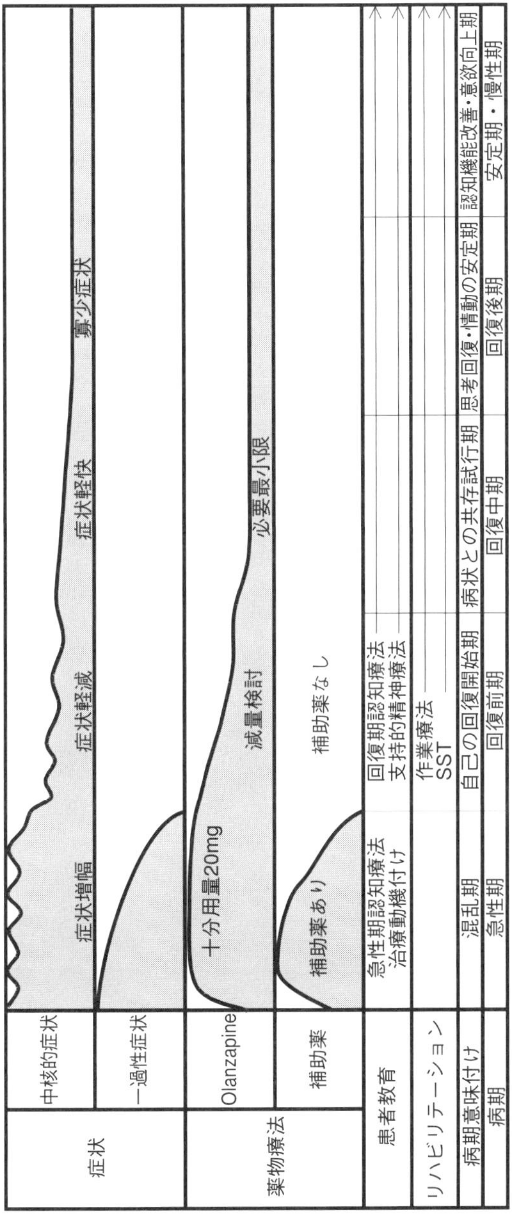

第2章 急性期治療の選択肢としての olanzapine－その2　29

症状	中核的症状	症状増幅	症状軽減		寡少症状
	一過性症状				
薬物療法	Olanzapine	十分用量20mg	減量検討		必要最小限
	補助薬	補助薬あり	補助薬なし		
患者教育		急性期認知療法 治療動機付け	回復期認知療法 支持的精神療法		
リハビリテーション			作業療法 SST		
病期意味付け	混乱期	自己の回復開始期	病状との共存試行期	思考回復・情動の安定期	認知機能改善・意欲向上期
病期	急性期	急性前期	回復前期	回復中期	回復後期	安定期・慢性期

図1　統合失調症の治療過程と回復過程
SST：social skill training

法的あるいは精神心理教育を実施していくことが重要である。十分な患者教育と支持的精神療法により患者自身が特に病的体験に対して十分余裕をもって対処できるようになり，より少量の抗精神病薬での維持治療が可能になる。

XII．Olanzapine が奏効した患者の印象

当院では，初発あるいは再燃の急性期患者での第一選択薬の1つとして，また慢性期の患者には他剤から本剤へスイッチング過程を経たのち，olanzapine を処方してきた。約85％の患者ではそのまま本剤の単剤投与が継続され，約15％の患者では治療反応性が不十分なため他剤へ変更された。

最も良い治療反応性が得られた患者では，治療前の著しい精神変調の時期について客観的に洞察を行うとともに，今後の治療継続と自身の生活について，自己の問題として冷静に受け止め，問題解決を図っていこうという姿勢がみられた。ただし，このような患者であっても，患者自身が復学や復職するには数ヵ月を要することが多い。その間に患者は表面的には落ち着いてまとまりがあるように思われても，自己の中では思考の混乱が残存しその痕跡の整理作業を行っており，この思考回路修復作業の可否が，今後の患者の人生に大きく影響する可能性がある。

私の印象では，このような急性期消退後の思考機能の回復という点において，他の抗精神病薬，特に従来型抗精神病薬に比べて olanzapine は明らかに優れている。家族からは，「本来の人柄に戻りました」と聞き，患者自身からは，「復学しました」「アルバイトを始めました」「就職しました」と退院後数ヵ月経ってうれしそうにかつ淡々と述べるのを聞く。Olanzapine は，勉強すること，働くこと，さらに人生への意欲をもつことなど，人が人として生きていくために欠くことのできない点を支える抗精神病薬と位置づけられるのではないか。

文　献

1) Agren, H., Reibring, L., Hartvig, P. et al. : Low brain uptake of L-[11C]5-hydroxytryptophan in major depression : a positron emission tomography study on patients and healthy volunteers. Acta Psychiatr. Scand., 83 : 449–455, 1991.
2) Behl, C., Rupprecht, R., Skutella, T. et al. : Haloperidol-induced cell death-mechanism and protection with vitamin E in vitro. Neuroreport, 7 : 360–364, 1995.
3) Carlsson, A. : The dopamine theory revisited. In : Schizophrenia(ed. By Hirsch, S. R. and Weinberger, D. R.), pp. 379–400, Blackwell Science, Oxford, 1995.
4) Casey, D. E., Daniel, D. G., Wassef, A. A. et al. : Effect of divalproex combined with olanzapine or risperidone in patients with an acute exacerbation of schizophrenia. Neuropsychopharmacology, 28 : 182–192, 2003.
5) Emrich, H. M., von Zerssen, D., Kissling, W. et al. : Effect of sodium valproate on mania. The GABA-hypothesis of affective disorders. Arch. Psychiatr. Nervenkr., 229 : 1–16, 1980.
6) Galili, R., Mosberg, Gil-Ad, I., Weizman, A. et al. : Haloperidol-induced neurotoxicity-possible implications for tardive dyskinesia. J. Neural. Transm., 107 : 479–490, 2000.
7) IMS データ
8) Javitt, D. C., Zukin, S. R. : Recent advances in the phencyclidine model of schizophrenia. Am. J. Psychiatry, 148 : 1301–1308, 1991.
9) Kane, J. M., Leucht, S., Carpenter, D. et al. : Expert consensus guideline series. Optimizing pharmacologic treatment of psychotic disorders. Introduction : methods, commentary, and summary. J. Clin. Psychiatry, 64(Suppl. 12) : 5–19, 2003.
10) Kapur, S., Seeman, P. : Does fast dissociation from the dopamine D_2 receptor explain the action of atypical antipsychotics? : A new hypothesis. Am. J. Psychiatry, 158 : 360–369, 2001.
11) Kim, J. S., Kornhuber, H. H., Schmid-Burgk, W. et al. : Low cerebrospinal fluid glutamate in schizophrenic patients and a new hypothesis on schizophrenia. Neurosci. Lett., 20 : 379–382, 1980.
12) 車地暁生, 融 道男 : 死後脳の生化学的分析から精神分裂病の異種性を考える. 最新精神医学, 2 : 61–70, 1997.

13) Leucht, S., McGrath, J., White, P. et al. : Carbamazepine augmentation for schizophrenia : how good is the evidence? J. Clin. Psychiatry, 63 : 218-224, 2002.
14) Mitchell, I. J., Cooper, A. C., Griffiths, M. R. et al. : Acute administration of haloperidol induces apoptosis of neurones in the striatum and substantia nigra in the rat. Neuroscience, 109 : 89-99, 2002.
15) 諸川由実代, 青葉安里 : 医療経済からみた精神薬物療法. 臨床精神薬理, 6 : 823-836, 2003.
16) Noh, J. S., Kang, H. J., Kim, E. Y. et al. : Haloperidol-induced neuronal apoptosis : role of p38 and c-Jun-NH(2)-terminal protein kinase. J. Neurochem., 75 : 2327-2334, 2000.
17) Purdon, S. E., Jones, B. D., Stip, E. et al. : Neuropsychological change in early phase schizophrenia during 12 months of treatment with olanzapine, risperidone, or haloperidol. The Canadian Collaborative Group for research in schizophrenia. Arch. Gēn. Psychiatry, 57 : 249-258, 2000.
18) Sanger, T. M., Lieberman, J. A., Tohen, M. et al. : Olanzapine versus haloperidol treatment in first-episode psychosis. Am. J. Psychiatry, 156 : 79-87, 1999.
19) Seeman, P. : Therapeutic receptor-blocking concentrations of neuroleptics. Int. Clin. Psychopharmacol., 10(Suppl. 3) : 5-13, 1995.
20) Small, J. G., Kellams, J. J., Milstein, V. et al. : A placebo-controlled study of lithium combined with neuroleptics in chronic schizophrenic patients. Am. J. Psychiatry, 132 : 1315-1317, 1975.
21) 堤祐一郎, 高橋 晋, 二階堂亜砂子他 : 急性期統合失調症に対する olanzapine の有用性. 臨床精神薬理, 8 : 937-948, 2005.
22) 堤祐一郎 : 統合失調症急性期重症例における新たな治療技法. 臨床精神薬理, 8 : 1515-1527, 2005.

第3章

Olanzapine ザイディス錠を使いこなす

堤　祐一郎

Ⅰ．良薬は口に苦し？

　いい薬ほど苦いのだ，といった諺があるように，昔から「病気を治療するには，治療は辛くとも我慢して受けるのが当たり前」と思われていた。ところが，医学が進歩する中で，苦痛，不快，侵襲，副作用，不便，煩雑，不合理のたぐいは当然のことながら排除する方向になっている。この傾向は特に一般身体医学領域では徹底されており，内服薬の服薬回数や副作用の最小化，外科的手術治療での身体的侵襲の軽減など，医師たちは患者のあらゆるリスクを軽減すべく治療技術改良にしのぎを削っている。では精神科医療ではどうであろうか？　精神科医はこのような方向性で努力をしているであろうか？

　近年 olanzapine などの第二世代抗精神病薬が相次いで開発された。特にこの olanzapine は，従来型抗精神病薬に比べ統合失調症の陽性症状，陰性症状，感情障害，認知機能障害の各症状に対して同等あるいは同等以上の改善の可能性と錐体外路症状の明らかな軽減を主な特徴とするものである。

　さらに2005年7月から本剤の新しい剤形である口腔内崩壊錠（ジプレキサ®ザイディス®錠）が使用可能となった。そこで本稿では，今後の精神科医療の方向性を踏まえ，この olanzapine 口腔内崩壊錠（olanzapine ザイデ

ィス錠)の有用性と可能性について述べていきたい。

II. Olanzapine の薬理特性

統合失調症は急性期病状と慢性期(固定期・安定期)病状を持ち,それぞれの病期に特徴的な症状を持つ。また各患者によっても症状の差異は大きい。統合失調症の急性期と慢性期の病状特徴の概略については,前回記述した[20]。

Olanzapine はその臨床薬理学的特徴として,ドパミン D_2, D_3, D_4, 5-$HT_{2A, 2B, 2C}$, 5-HT_6, アドレナリン $α_1$, ヒスタミン H_1, ムスカリン M_1 などの多くの受容体に,ほぼ同じ濃度範囲で高い親和性を示す[5,22]。薬理学的特徴として,辺縁系領域のドパミン D_2/D_3 受容体拮抗作用, A_{10} ドパミン神経細胞の脱分極性ブロック作用,皮質から腹側被蓋野に至る興奮性アミノ酸伝達経路の過剰活動の抑制作用などが推測されているが,これらが統合失調症のいわゆる陽性症状の軽減効果をもたらしている可能が考えられている[6,17]。また,大脳皮質前頭前野でのドパミンおよびノルエピネフリン放出増大作用,5-HT_{2A} 受容体拮抗作用,興奮性アミノ酸伝達経路への間接的効果作用などが推測され,これらがいわゆる陰性症状あるいは認知機能障害症状の軽減作用の機序として考えられている[2,7,12,16]。また,5-HT_{2A} および 5-HT_{2C} 受容体拮抗作用,ノルエピネフリン放出の増大作用などが抑うつや不安などの感情障害症状に対して効果をもたらすと考えられている[4,11,18]。臨床的にも,統合失調症の陽性症状のみならず陰性症状の改善効果が認められ,従来型抗精神病薬に比べて錐体外路症状および高プロラクチン血症が少ないとされている[19]。

Fujimura ら[8]は,ラットを用いて NMDA (N-methyl-D-aspartate) アンタゴニスト(ヒトにおいて統合失調症様精神症状を引き起こし,ラット脳においては神経毒性を発現する)である dizocilpine による神経細胞空胞変性および脳梁膨大後方皮質での Fos 様蛋白や c-fos mRNA の発現に対す

る olanzapine, clozapine, haloperidol などの影響を検討している。Olanzapine, clozapine 投与群は生食投与群（コントロール群）と比較して dizocilpine による脳梁膨大後方皮質における神経細胞空胞変性を用量依存的に有意に減少させたが，haloperidol 投与群では有意な変化は認めないとした。さらに olanzapine, clozapine 投与群は dizocilpine により誘発される Fos 様蛋白・c-fos mRNA の発現を用量依存的に有意に減少させたが，haloperidol 投与群では有意な変化は認めないとした。NMDA 受容体と統合失調症の認知機能との関連性が推測され，よって脳梁膨大後方皮質における病理的変化を誘発する NMDA 受容体拮抗薬は認知障害と関係があると報告されている。ゆえに clozapine・olanzapine のような第二世代抗精神病薬は，統合失調症患者の認知障害に対する効果の可能性を指摘している。

　Bai ら[1]はラット海馬での clozapine, olanzapine, haloperidol の脳由来神経栄養因子（BDNF）mRNA に対する影響を検討している。BDNF は神経細胞の生存・分化・連結や形態学において重要な役割を持っており，clozapine・olanzapine の慢性投与は，BDNF の mRNA を強く発現させ，特に CA1, CA3, 歯状回において薬剤投与前・コントロール群と比較して有意な効果を認めたが，対照的に haloperidol はコントロール群と比較して CA1, 歯状回において有意に BDNF mRNA の発現を減少させた。統合失調症患者では海馬での BDNF 発現が減少しているとの報告や，海馬での BDNF 発現は第二世代抗精神病薬により増加するとの報告および今回の報告から，第二世代抗精神病薬による神経栄養因子の増加は，継続治療効果の可能性を推測させるものであると考える。

　このような臨床薬理学的特長と基礎的研究の結果から olanzapine は統合失調症の急性期治療のみならず慢性期（回復期）においても第一選択薬の1つと言える。

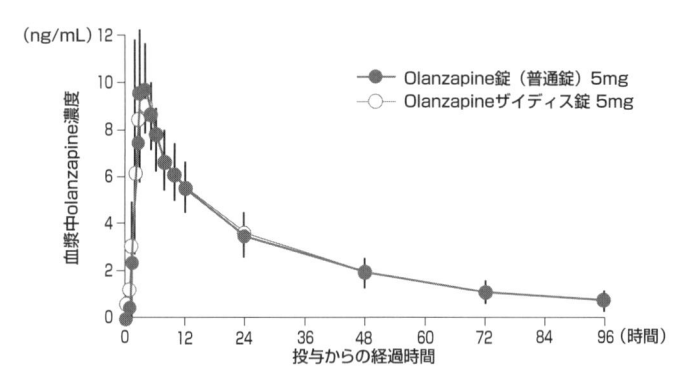

図1 Olanzapine ザイディス錠 5 mg および錠 5 mg 単回投与時の血中濃度推移

Ⅲ. Olanzapine ザイディス錠の特性

　Olanzapine ザイディス錠は CardinalHealth 社が開発した口腔内速溶剤あるいは口腔内崩壊錠である。一般に錠剤やカプセル剤や散剤の服用には一定の患者側の条件が必要である。飲用水の必要性，嚥下機能の確保，服用時の姿勢などが挙げられる。またこれらの基本的な条件が備わっていても通常の錠剤やカプセル剤あるいは散剤は異物感，固形感，溶解不良感，味などに違和感があり，服用嚥下に困難や不快を感じることが多いのも事実であり，コンプライアンスに大きく関係する。

　Olanzapine ザイディス錠の製剤的特徴は，ゼラチン，マンニトール，実薬，精製水で懸濁状態にし凍結乾燥させたもので，50〜200ミクロンの多孔性状態のため溶解性と吸収性に優れ，ほのかな甘みがある。錠剤と生物学的同等性を有している（表1，図1）。

　臨床的には，表2のような特徴を持っており，口腔内崩壊錠の中でも，特にザイディス錠は飲み心地に優れた経口剤形である。

　このような意識的嚥下が不必要な優れた溶解性を持つ経口剤は，侵襲が最少であり，治療薬に対するソフトなイメージを与え，治療の受け入れや

表1 単回経口投与,生物学的同等性試験(錠,口腔内崩壊錠)

パラメータ	錠5mg	口腔内崩壊錠	点推定値	90%信頼区間	
				下限	上限
Cmax (ng/ml)	10.9±2.8	10.2±1.7	0.95	0.87	1.02
AUC_{0-96} (ng・hr/ml)	259±72.0	260±58.7	1.01	0.98	1.05
$AUC_{0-\infty}$ (ng・hr/ml)	296±97.7	294±78.8	1.01	0.96	1.05
Tmax (hr)	3.4±1.0	3.8±1.1	—	—	—
MRT (hr)	41.3±8.3	40.7±7.0	—	—	—
$t_{1/2}$ (hr)	31.2±5.4	30.5±5.5	—	—	—

(平均値±標準偏差)

健常成人男性16名に,本剤口腔内崩壊錠5mgおよび錠5mgを,クロスオーバー法に従い空腹時単回経口投与した。生物学的同等性判定の基準に従い,口腔内崩壊錠と錠の薬物動態パラメータの比の信頼係数90%の信頼区間を算出したところ,CmaxおよびAUCともに同等性の範囲内(0.8–1.25)であった。従って,本剤口腔内崩壊錠5mgと錠5mgは生物学的に同等であることが確認された。

表2 ザイディス錠の特徴

①水なしでも服用できる
②口腔内で瞬時に溶ける
③錠剤と比較し立ち上がりが早い印象がある
④意識的嚥下を必要としない
⑤服用時の姿勢に影響されない
⑥粉のように歯に挟まったりしない
⑦飲用水に瞬時に溶ける
⑧投薬しやすい
⑨服薬確認しやすい
⑩吐き出しにくい

治療動機付けが容易になる。「良薬は口に苦し」……これはもはや過去の話である。

Ⅳ. 統合失調症急性期の治療目標

統合失調症急性期には，精神運動興奮状態，幻覚妄想状態，昏迷状態，不安・抑うつ状態，自殺念慮・企図，他害行為，など様々な症状や病態がある。このような急性期患者の当面の治療目標として，治療の動機付けがある。治療動機付けを高めるためには，治療薬の十分な抗精神病作用，患者が不快に感じるあらゆる副作用・随伴症状の少なさ（錐体外路症状，抗コリン性症状，過鎮静，不快・抑うつ気分など），治療薬投与に伴う外傷体験を減らす（注射手技の疼痛，恐怖）などが挙げられよう。経口薬処方では，より少ない数量，より少ない服用回数，服用しやすさ，飲み心地などがこれに貢献できる[14]。

Ⅴ. 統合失調症慢性期の治療目標

統合失調症患者自身の課題として，精神疾患の受け入れ，治療継続，社会性の獲得・回復，社会での自立した生活などがある。そのための最低条件は服薬治療の継続であるが，実際は多くの患者がこれを遵守できない。当院に1年間に入院する90％の患者が，服薬中断による再燃の患者によって占められている。服薬中断を避け，治療を継続させることは容易ではないが，服薬継続することにより思考判断力・意欲・感情反応性などのいわゆる高次機能あるいは認知機能とされる社会生活機能が少しずつ回復していく実感を持たせることが，治療継続のもっとも大切な要件である。

Ⅵ. Olanzapine ザイディス錠の可能性

Olanzapine の有効性と剤形の利点を合わせ持った olanzapine ザイディス錠は，統合失調症の様々な病態に対しての適応が考えられる。

1. 急性期治療

　精神運動興奮状態，幻覚妄想状態，病識欠如，入院治療拒否，拒薬，昏迷状態，摂食不良状態などを伴う統合失調症急性期は，本剤のもっともよい適応の1つである。前治療薬あるいは以前に受けた治療状況に対するネガティブイメージを持った患者（たとえば強制的な注射体験，身体拘束体験，多剤あるいは頻回処方，錐体外路症状や過鎮静状態の経験，およびそれらに伴う身体的合併症併発の経験）は，急性期治療が容易ではない。Olanzapine ザイディス錠はこれらの症例に対する「治療への動機付け」という観点からもその効果を発揮する可能性が考えられる。

　また医療者側としては，注射製剤使用を減らせるというメリットがある。注射製剤では，器具の購入と使用後の安全な処理という経済的コスト面，煩雑な準備に伴う時間的効率面，針刺し事故の危険性という医療安全面，一方的な使用による患者医療者人間関係の問題，さらに懲罰的背景の可能性などの問題点が生じる可能性があるからである。

2. 慢性期治療

　慢性期の治療目標として，病状安定のみならず社会生活機能が回復していく患者自身の実感が得られ続けることが重要である。そのために，水を必要とせず服用可能なこと，口腔内で瞬時に溶解する剤形は，毎日服用する患者にとってストレスフリーな治療薬である。Olanzapine・clozapine は，神経毒性作用を持つ NMDA-antagonist の拮抗作用，BDNF mRNA の増加作用を認めることから，継続服用することにより認知機能を中心とする症状改善の可能性がある[1,8]。

Ⅶ. 剤形の受容—コンプライアンス—症状改善の関係

　最近1年間に急性期病状で当院に入院した患者のうち olanzapine ザイディス錠にて治療を受けた患者52名に対して，薬物治療の受け入れ態度評

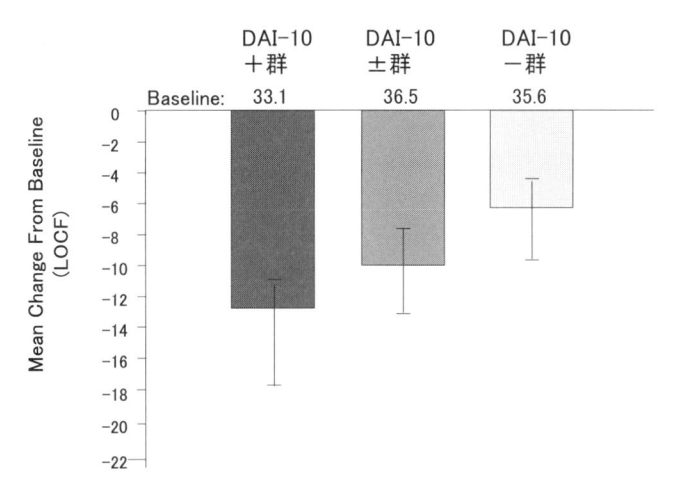

図2 統合失調症急性期における olanzapine 治療効果
陽性症状群変化量（6週，LOCF）5～20mg/day（m=17.8mg）N=52
第102回日本精神神経学会，福岡，2006年5月11日～13日，学会発表

価尺度である DAI-10（Drug Attitude Inventory-10）[10]を用い，退院時あるいは6週後にアンケート調査を行った。受け入れ良好群（DAI-10，＋群），受け入れ中間群（(DAI-10，±群），受け入れ不良群（(DAI-10，－群）の順に症状改善度は高い傾向があることが確認された（図2）。

剤形評価アンケートでは「服用しやすい」と評価した患者は，薬物治療の受け入れ態度評価尺度である DAI-10の評価も高い傾向があることが確認された（図3）。一方「服用しやすい」と評価する患者でも薬物治療の受け入れ態度で「不良群」もあり，患者の病識や治療の動機付けの内容と程度が大きく関係することが確認される。

また，「飲み心地」に関しては，DAI-10，＋群は全例「飲み心地良い」と評価する一方，DAI-10，±群と DAI-10，－群では「飲み心地」の好意的評価でも否定的な評価でもない中間的な評価結果となった（図4）。

これらのことから，剤形の服用しやすさは薬物治療受け入れ態度評価に相関し，さらに症状改善度にも関係するが，一方でどのような剤形であっ

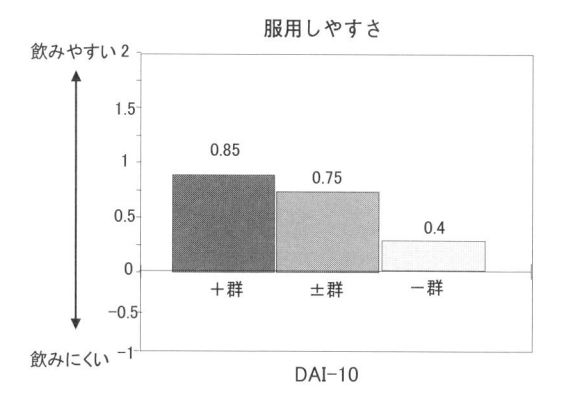

図3　DAI-10点数＋，±，一群での剤形による「服用しやすさ」の評価差（N＝52）
　　　第102回日本精神神経学会，福岡，2006年5月11日～13日，学会発表

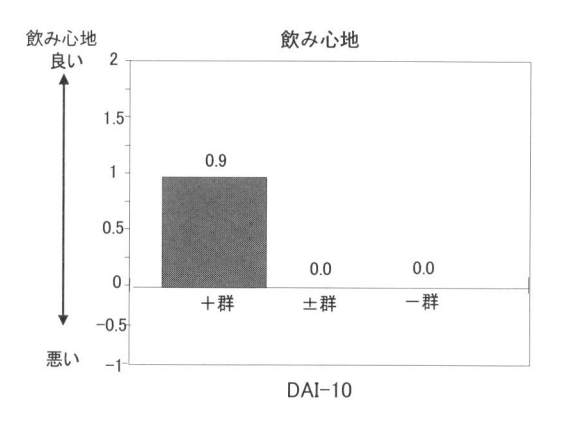

図4　DAI-10点数＋，±，一群での剤形による「飲み心地」の評価差（N＝52）
　　　第102回日本精神神経学会，福岡，2006年5月11日～13日，学会発表

ても薬物治療に違和感を持つ一群があることがわかった。

Ⅷ．Olanzapine ザイディス錠の使用例

　ここでは，著者が日常の診療のなかで本剤により治療を行った症例を通

して，olanzapine ザイディス錠の適剤適症例とこの薬剤の有用性について述べていく。

1．症例1　幻覚・妄想・精神運動興奮状態の症例

44歳，女性，再燃，血糖値64mg/dl，3回の他院入院歴あり。

主訴：「殺される，助けてください，私は某国首脳の孫だ」

高校入学後間もなくから「悪口を言われる，いじめにあっている」と述べ不登校，閉居して過ごし高校退学。18歳時にはテレビに向かって話しかけたり，「暴力団が自分を狙っている」と述べ母親の首を絞めるなどの暴力行為があり，精神科初回入院。以後計3回の入院治療歴あり。X-2日食事を中断し「考え事をしている，重大発表がある，私が皇室に入ることになった」，X-1日「これから私と皇室の結婚発表がある」と述べ不眠状態。X日早朝に素足で外出し近隣の玄関を叩いてまわり警察に保護される。警察署前で車道への飛び出し行為や精神運動興奮状態があり，当院に措置入院となった。

入院時（16：45），大声で支離滅裂な言葉を叫び耳を塞ぐ仕草や，全身を緊張させ飛び跳ねたり部屋の隅にしゃがみこんだり不穏な行動を認めた。

病状と入院治療および治療薬服用の必要性についての説明の後に16：55，olanzapine ザイディス錠10mg 服用を試みるも吐き出し行為あり。17：30，隔離室内を独語しながら徘徊，18：00，夕食には手をつけずお茶約100ml を飲水し，半量は床にまき散らす。20：50，olanzapine ザイディス錠10mg および lorazepam1.0mg 服用を試みるも激しく拒否し精神運動興奮状態が激しいため，一時的な上肢拘束を実施し olanzapine ザイディス錠10mg を強制服用させる。さらに21：10，再三の説得により lorazepam1.0mg 服用。21：30，衣類を脱ぎ捨て隔離室内を徘徊し，「大企業の人と結婚するのです，迎えが来ますので帰ります」と落ち着かず。21：50，入床を促すとベッドに横たわり22：00入眠，翌朝まで睡眠状態を維

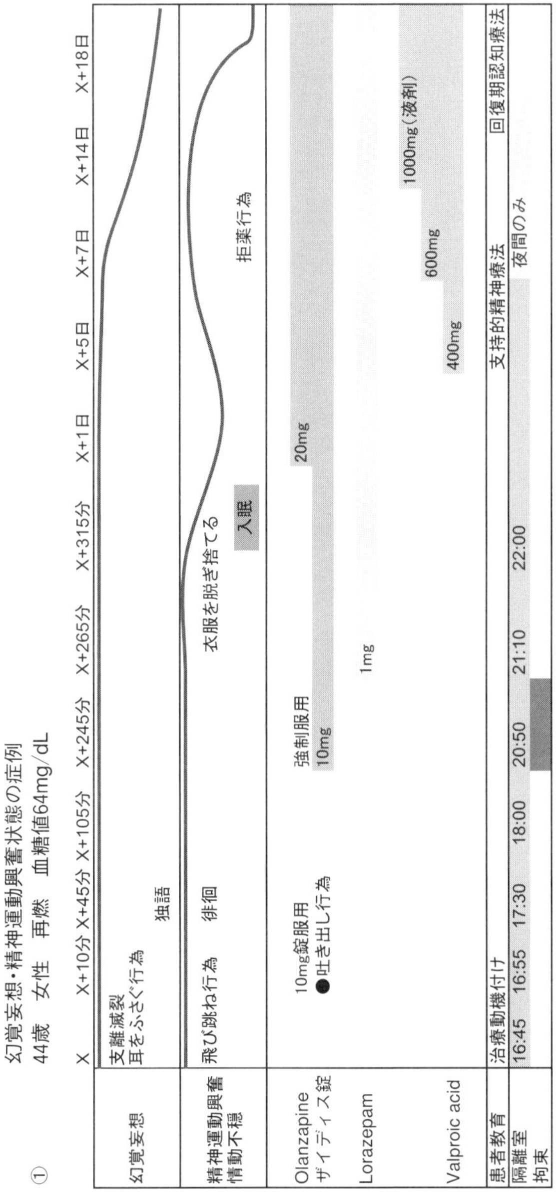

幻覚妄想・精神運動興奮状態の症例
44歳　女性　再燃　血糖値64mg/dL

	X	X+10分	X+45分	X+105分	X+245分	X+265分	X+315分	X+1日	X+5日	X+7日	X+14日	X+18日
幻覚妄想	支離滅裂 耳をふさぐ行為		独語									
精神運動興奮 情動不穏	飛び跳ね行為			徘徊	衣服を脱ぎ捨てる		入眠			拒薬行為		
Olanzapine ザイディス錠			10mg錠服用 ●吐き出し行為		強制服用 10mg			20mg			600mg 400mg	1000mg(液剤)
Lorazepam						1mg						
Valproic acid												夜間のみ
患者教育			治療動機付け						支持的精神療法			回復期認知療法
隔離室 拘束	16:45	16:55	17:30	18:00	20:50	21:10	22:00					

図5　症例1 経過図

①

持。

　X＋1日より olanzapine ザイディス錠20mg, lorazepam1.0mg 就眠前投与にて経過観察とした。精神運動不穏状態はやや軽減するも夕方からの情動不穏状態を認めることが多いため, X＋5日から valproic acid 400mg 加剤, X＋7日からは valproic acid 600mg とし, 隔離室使用は夜間のみとなった。X＋14日から valproic acid 1,000mg とするも情動不穏状態を認める。Valproic acid 血中濃度6.1μg/dl と著しく低値を示し拒薬が判明したため, 同薬の液剤に変更した。誇大妄想や思考のまとまりのなさは残存するも精神運動不穏状態は消退し, X＋18日に隔離室完全解除が可能となった（図5）。

2．症例2　不安・抑うつ・幻聴・意欲低下・希死念慮が顕著な症例

20歳, 男性, 再燃, 血糖値80mg/dl, 初回入院

主訴：「周りが怖い, 家に火をつけて死にたくなった, 死ねと聴こえてきた」

　穏和で正義感が強く内向的な性格であった。中学生（14歳）時に女子生徒に目がいってしまい嫌がられているとの自己視線恐怖や, 周囲からの漠然とした被害感や逆に自分が周囲に何らかの迷惑をかけているという加害念慮があり, X－7年にA精神科病院にて通院治療を受ける。なんとか中学校を卒業, 浪人生活を経て高校入学しスポーツ系クラブに所属するなど対人関係も改善の傾向を認めていた。同級生がA病院近くに住んでいるからという理由で通院治療が不規則となり母親が代わりに投薬を受ける状態が続く。X－1年に通院中断, 抑うつ気分, 希死念慮, 盗聴妄想あり, 昼夜逆転の生活を送っていた。X－1ヵ月には自室で木炭に火をつけ自殺企図あり。X－1日再び自室で放火行為あり衣類と壁紙を燃やし, 警察に保護される。「自分は生きたいけど, つらい, 死ぬ」と自殺念慮と被害妄想を認め, 当院に措置入院となった。

　入院時（14：30）, 呆然とし時に周囲を見渡しおどおどした不安な表情

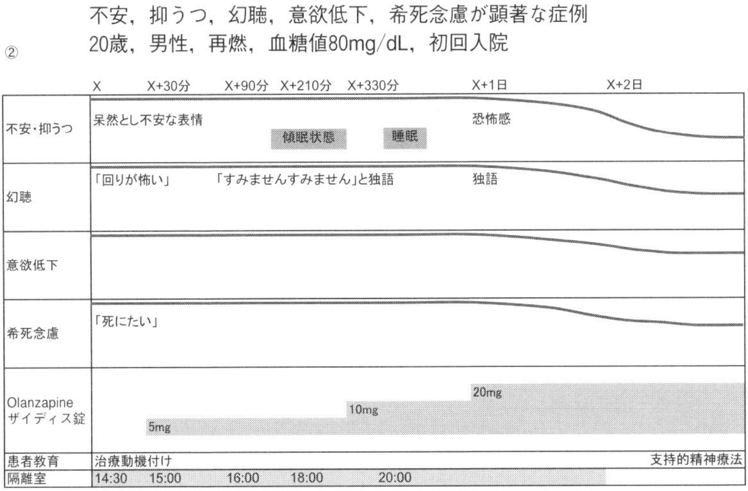

② 不安，抑うつ，幻聴，意欲低下，希死念慮が顕著な症例
20歳，男性，再燃，血糖値80mg/dL，初回入院

	X	X+30分	X+90分	X+210分	X+330分	X+1日	X+2日
不安・抑うつ	呆然とし不安な表情		傾眠状態		睡眠	恐怖感	
幻聴	「回りが怖い」		「すみませんすみません」と独語			独語	
意欲低下							
希死念慮	「死にたい」						
Olanzapine ザイディス錠		5mg		10mg		20mg	
患者教育	治療動機付け						支持的精神療法
隔離室	14:30	15:00	16:00	18:00	20:00		

図6　症例2経過図

を示す。爪は伸び放題，全身不潔で衣類は汚く悪臭あり。顔面および鼻腔内には煤の付着あり。精神運動興奮状態は認めず小声で「周りが怖い，死にたい」と述べる。精神疾患であること，入院治療および服薬治療の必要性の説明を行い，レントゲン撮影等の身体的診察およびシャワー浴の後，15：00にolanzapine ザイディス錠5 mgを服用させる。16：00，両耳を押さえ「すいません，すいません」と独語あり。18：00，傾眠状態にて夕食には手をつけず。20：00，ほぼ覚醒状態で夕食摂食の後，olanzapine ザイディス錠10mg服用後夜間良眠。X＋1日不安恐怖感と独語を認め，olanzapine ザイディス錠20mg就眠前投与とし，経過観察。X＋2日には不安恐怖感はやや軽減し隔離室を解除した（図6）。

3．症例3　入院時錯乱状態，退院後に大学院卒業し就職した症例
31歳，男性，初回入院，血糖値97mg/dl
主訴：「母が死んだ」「人が怖い」，精神錯乱状態

入院時錯乱状態、退院後に大学院卒業し就職した症例
44歳、男性、初回入院、血糖値97mg/dL

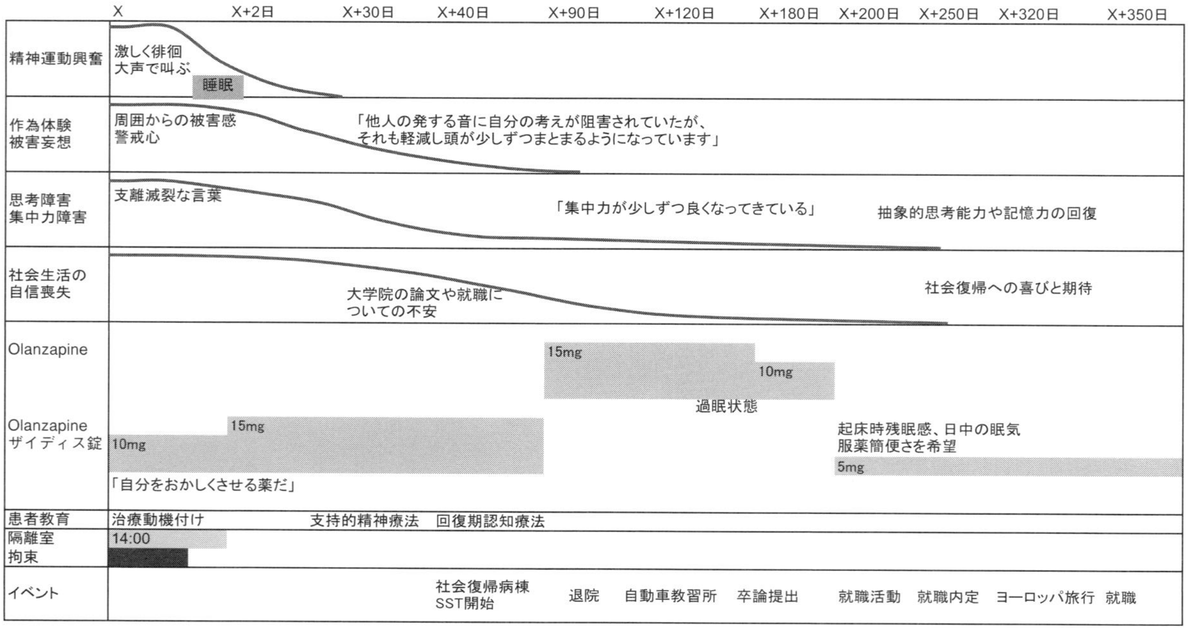

③

	X	X+2日	X+30日	X+40日	X+90日	X+120日	X+180日	X+200日	X+250日	X+320日	X+350日
精神運動興奮	激しく徘徊 大声で叫ぶ	睡眠									
作為体験 被害妄想 警戒心		周囲からの被害感 警戒心	「他人の発する音に自分の考えが阻害されていたが、それも軽減し頭が少しずつまとまるようになっています」								
思考障害 集中力障害		支離滅裂な言葉		「集中力が少し良くなってきている」				抽象的思考能力や記憶力の回復			
社会生活の 自信喪失			「自分をおかしくさせる薬だ」		大学院の論文や就職についての不安			社会復帰への喜びと期待			
Olanzapine					15mg		10mg				
Olanzapine ザイディス錠	10mg	15mg						起床時残眠感、日中の眠気 服薬簡便さを希望 5mg			
患者教育	治療動機付け		支持的精神療法		回復期認知療法						
隔離室	14:00										
拘束											
イベント				社会復帰病棟 SST開始	退院	自動車教習所	卒論提出	就職活動	就職内定	ヨーロッパ旅行	就職

図7 症例3経過図

小学校高学年から中学校時にいじめ体験があったという。高校生時には遅刻や欠席が多く，3年生時には「社会に出て行きたくない」と閉居傾向あるため両親が心配し精神科を受診させた。特に診断や治療の指示は受けなかったという。高校卒業後は新聞販売所にて住み込みアルバイトしながら予備校に通い，3年浪人後大学進学。4年間は学生サークルのリーダーを務めるなどして活発に過ごした。大学院に進学し，担当教官の推薦もありヨーロッパに約1年間留学する。帰国後間もなくして「大学院ゼミの仲間との疎外感を感じ」「抑うつ状態」になり論文作成が進まず，「担当教官から見放されている」と感じ大学院留年。約半年間は時に図書館に出かけ専門分野の読書をしてすごしていた。X-2日アパートの大家宅に突然行き土下座するなど行動まとまらず不眠状態。X-1日深夜早朝に独語しながら階段を落ち着きなく上り降り行為あり。同日夕刻に「母が死んだ」などと述べ大家宅玄関で寝込んだり土下座したりで不穏状態となり，救急車内でも精神運動興奮状態のため，警察に保護され当院に措置入院となる。

入院時（14:00），支離滅裂な言葉や周囲からの被害感を述べたり，動き回り全身を緊張させ不安な表情を示し大声で叫んだりの錯乱状態を認めた。胴拘束を余儀なくされ，治療についての説明にも拒否的態度や周囲を警戒する態度を示した。服薬を促すも猜疑心強く「自分をおかしくさせる薬だ」と拒否し，口を堅く閉じてしまう。病状の説明と治療薬による症状改善の可能性についての説明を繰り返し行い，身体拘束下でolanzapineザイディス錠10mgを服用させる。約1時間後には睡眠状態を認め，身体拘束を解除，2日後に隔離室を解除した。

その後しばらくは思考のまとまりのなさ，感情の両価性表出，大学院の卒論や就職についての不安が問診時に述べられ，olanzapineザイディス錠15mgの投与を継続した。

1ヵ月後には「他人の発する音に自分の考えが阻害されていたが，それも軽減し頭が少しずつまとまるようになってきています」と述べ，自己の病状について客観的に洞察するようになった。40日後に社会復帰病棟に転

棟，作業療法と SST（social skills training）プログラムを経て約3ヵ月後に退院した。

退院後は落ち着いて過ごし，当初は「集中力が続かない」と訴えていたが，「少しずつ良くなってきているようです」と述べるようになり，1ヵ月後には自動車教習所に通い始め，3ヵ月後には卒業論文を提出し，同時期に過眠状態を理由に olanzapine 10mg へ変更した。4ヵ月後から就職活動を開始し，5ヵ月後には就職活動で帰宅が遅くなり服薬が不規則になること，起床時の残眠感と日中の眠気があることなどから，服薬時の状況に左右されない olanzapine ザイディス錠5mg へ変更した。退院後約8ヵ月には，「抽象的思考能力や記憶力が回復してきたと思う」「就職の内定をもらった」とうれしそうに報告，9ヵ月後には自ら計画したヨーロッパ旅行を友人と行う。退院1年後に自分の専門分野関係の会社に就職した。就職2ヵ月を経過した今 olanzapine ザイディス錠5mg を常に所持し，研修や業務が遅くなっても毎日規則的に服用し社会復帰に励んでいる（図7）。

症例1は，幻覚・妄想症状に著しい精神運動興奮状態を伴った病態の患者であり，一時的な身体拘束を行い olanzapine ザイディス錠を服用させ，さらに lorazepam と valproic acid の加剤を必要とした症例である[21]。このような病像の患者に対して，従来は身体拘束下で従来型抗精神病薬の注射製剤を用いることが広く行われていたが，olanzapine ザイディス錠を使用することにより身体拘束時間の最小化と拘束に伴うストレスや随伴症状の最小化が可能になると考える。ただし拒否する患者の口腔内に強制的に投与することは最低限必要であるが。

症例2は，病的体験と不安・抑うつ・希死念慮が著明な初発の症例であり，このような情動症状が前景でしかも初発の患者は olanzapine の適用である。しかも口腔および気道内熱傷の可能性もあり，水無しで服用可能な olanzapine ザイディス錠が適当であろう。

症例3は，急性錯乱状態で発症したが，治療の経過とともに病識が形成され，自らの思考力や集中力障害の程度を客観的に洞察し，約1年間の

「社会生活機能回復期」を経て，無事に社会人としてスタートを切った症例である。社会生活をする上では，服薬維持が最大の目標であり，服薬に伴うあらゆる陰性因子を排除することが重要である。本症例は残眠感や眠気の調整および服薬行為に伴う煩わしさの軽減が課題であった。投与量の調整を細心の注意を払いながら行い，外出時でも服用可能なザイディス錠に変更することで解決が得られた症例である。

IX．Olanzapine ザイディス錠の欠点はあるか？

1．一包化困難

ザイディス錠という特殊な剤形から，他の薬剤との含包処方が困難である。しかしながら，olanzapineは統合失調症の治療薬として単剤で症状コントロールが可能であることが多い。錐体外路症状をはじめ，その他の副作用や随伴症状を生じさせないように薬物の選択と用量調整を行うことが単剤化の必要条件であるが，一包化が困難な剤形の登場は精神科医にとっても治療技法のスキルアップが要求されていることになろう[14]。

2．用量設定は適切か？

Olanzapine ザイディス錠は5 mgと10mgの剤形である。著者の受け持ちの患者には2.5mg錠を服用し社会生活を送っている方があり，入院治療の状況下においても2.5mgの用量設定は望まれるところである。抗精神病薬の用量は可能な限り最少用量が望ましいからである。

X．最近の再燃例から教わったこと

最近大いに反省させられたケースを経験した。40歳代の女性で他院に数回の入院歴あり，夫とは離婚し子供とアパートで生活をしていたが，子供の独立に伴い生活が不規則となり，断薬傾向とアルコール飲酒が習慣とな

表3　Olanzapine ザイディス錠の有用性
　　　（患者にとって）

1．統合失調症急性期病状に有効
2．患者の急性期治療におけるトラウマやストレス減少の可能性
3．治療動機付け形成に有効
4．服薬に伴う物理的身体的負担の軽減
5．社会生活のなかで服用容易，病状コントロール容易
6．認知機能改善の可能性

表4　Olanzapine ザイディス錠の有用性
　　　（医療従事者にとって）

1．注射製剤の代替の可能性
2．注射製剤使用時の医療事故防止
3．服薬患者教育法のスキル習得
4．患者との人間関係がより良いものに
5．単剤処方スキル習得の可能性
6．精神科治療手技全般に対する意識改革の機会

り病状再燃し入院治療となった症例である。

　急性期病棟を経て社会復帰病棟にて医師や看護師から再三の患者教育やSSTプログラムを受け，薬物も olanzapine ザイディス錠10mg の単剤処方を受けているにもかかわらず，退院後3ヵ月経過後に妄想状態で再燃し再入院になったのである。退院当初は比較的近距離に生活する娘が頻繁に様子を見に訪れていたが，病状も安定し服薬も継続していたため安心してしまい訪問が2週間途絶えてしまったことと，本人も周囲から「良くなったね」と言われたことから，"服用は不必要であり病気は完治した"と誤解し服薬を中断してしまったのである。薬物が単剤かつ簡便で，どんなに飲みやすさ，飲み心地に優れ，人として正常な状態をもたらし，普通に社会生活を可能にするものであっても，患者にとっては，薬は違和感があり本当は口にしたくないのが本音なのである。再燃再発防止の難しさを痛感させられた。現在患者教育を再度実施し，地域の訪問看護センターとの連携

を計画しているところである。

XI. ま と め

Olanzapine ザイディス錠の有用性をまとめた一覧表を作成したので参照していただきたい（表3，4）。

第二世代抗精神病薬の新しい剤形を手にはしたが，それを十分に生かすのは我々精神医療に携わるものの責任である。「宝の持ちぐされ」は避けたい。瞬時に溶解する olanzapine ザイディス錠であっても，患者にとって所詮薬物であり違和感があり服用したくないこともある。我々はさらに精神科治療技術を研鑽し，患者や社会から精神医療に対する信頼を獲得していかなければならない。その良いチャンスが olanzapine ザイディス錠である。

文　献

1) Bai, O., Chlan-Fourney, J., Bowen, R. et al. : Expression of brain-derived neurotrophic factor mRNA in rat hippocampus after treatment with antipsychotic drugs. J. Neurosci. Res., 71 : 127-131, 2003.
2) Bakshi, V. P., Geyer, M. A. : Antagonism of phencyclidine-induced deficits in prepulse inhibition by the putative atypical antipsychotic olanzapine. Psychopharmacology (Berl), 122 : 198-201, 1995.
3) Behl, C., Rupprecht, R., Skutella, T. et al. : Haloperidol-induced cell death–mechanism and protection with vitamin E in vitro. Neuroreport, 7 : 360-364, 1995.
4) Branchek, T. A., Blackburn, T. P. : 5-HT6 receptors as emerging targets for drug discovery. Ann. Rev. Pharmacol. Toxicol., 40 : 319-334, 2000.
5) Bymaster, F. P., Calligaro, D. O., Falcone, J. F. et al. : Radioreceptor binding profile of the atypical antipsychotic olanzapine. Neuropsychopharmacology, 14 : 87-96, 1996.
6) Chiodo, L. A., Bunney, B. S. : Typical and atypical neuroleptics : differential effects of chronic administration on the activity of A9 and A10 midbrain dopaminergic neurons. J. Neurosci., 3 : 1607-1619, 1983.

7) Corbett, R., Camacho, F., Woods, A. T. et al. : Antipsychotic agents antagonize non-competitive N-methyl-D-aspartate antagonist-induced behaviors. Psychopharmacology (Berl), 120 : 67–74, 1995.

8) Fujimura, M., Hashimoto, K., Yamagami, K. : Effects of antipsychotic drugs on neurotoxicity, expression of fos-like protein and c-fos mRNA in the retrosplenial cortex after administration of dizocilpine. Eur. J. Pharmacol., 398 : 1–10, 2000.

9) Galili, R., Mosberg, Gil-Ad, I., Weizman, A. et al. : Haloperidol-induced neurotoxicity-possible implications for tardive dyskinesia. J. Neural. Transm., 107 : 479–490, 2000.

10) Hogan, T. P., Awad, A. G., Eastwood, R. : A self-report scale predictive of drug compliance in schizophrenics : reliability and discriminative ability. Psychol. Med., 13 : 177–183, 1983.

11) Li, X. M., Perry, K. W., Wong, D. T. et al. : Olanzapine increases in vivo dopamine and norepinephrine release in rat prefrontal cortex, nucleus accumbens and striatum. Psychopharmacology(Berl), 136 : 153–161, 1998.

12) Millan, M. J., Dekeyne, A., Gobert, A. : Serotonin (5-HT)2C receptors tonically inhibit dopamine (DA) and noradrenaline (NA), but not 5-HT, release in the frontal cortex in vivo. Neuropharmacology, 37 : 953–955, 1998.

13) Mitchell, I. J., Cooper, A. C., Griffiths, M. R. et al. : Acute administration of haloperidol induces apoptosis of neurones in the striatum and substantia nigra in the rat. Neuroscience, 109 : 89–99, 2002.

14) 村崎光邦, 佐々木幸哉, 高岡浩子他 : Olanzapine 口腔内崩壊錠への期待. 臨床精神薬理, 8 : 1139–1151, 2005.

15) Noh, J. S., Kang, H. J., Kim, E. Y. et al. : Haloperidol-induced neuronal apoptosis : role of p38 and c-Jun-NH(2)-terminal protein kinase. J. Neurochem., 75 : 2327–2334, 2000.

16) Sawaguchi, T., Goldman-Rakic, P. S. : The role of D1-dopamine receptor in working memory : local injections of dopamine antagonists into the prefrontal cortex of rhesus monkeys performing an oculomotor delayed-response task. J. Neurophysiol., 71 : 515–528, 1994.

17) Seeman, P., Lee, T., Chau-Wong, M. et al. : Antipsychotic drug doses and neuroleptic/dopamine receptors. Nature, 261 : 717–719, 1976.

18) Stefanski, R., Goldberg, S. R. : Serotonin 5-HT2 receptor antagonists : Potential in the treatment of psychiatric disorders. CNS Drugs, 7 : 388–409, 1997.

19) Tollefson, G. D., Beasley, C. M. Jr., Tran, P. V. et al. : Olanzapine versus haloperidol in

the treatment of schizophrenia and schizoaffective and schizophreniform disorders : results of an international collaborative trial. Am. J. Psychiatry, 154 : 457–465, 1997.
20) 堤　祐一郎：Olanzapine を使いこなす　第2回　急性期治療の選択肢としての olanzapine. 臨床精神薬理, 9 : 1449–1457, 2006.
21) 堤　祐一郎：統合失調症急性期重症例における新たな治療技法. 臨床精神薬理, 8 : 1515–1527, 2005.
22) 山口高史, 中澤隆弘, Bymaster, F. P. : Multi-Acting Receptor Targeted Antipsychotic (MARTA)とは—olanzapine の薬理特性と臨床効果. 臨床精神薬理, 4 : 919–930, 2001.

第4章

Olanzapine と代謝系副作用

岡田　俊

I. はじめに

　肥満に加え，高脂血症や糖尿病などの生活習慣病は，慢性経過中に合併症を併発して QOL（Quality of Life）を制約するとともに平均余命を短縮することから，上半身肥満，高血圧，高脂血症，糖尿病は「死の四重奏」と呼ばれ，予防的対策と医学的管理の重要性が指摘されてきた。さらに近年では，これらを発症の前段階で診断し，管理を開始することが重要であると考えられるようになり，メタボリックシンドロームの概念が提唱されている。日本における診断基準は，内臓脂肪型肥満（内臓脂肪面積100 cm^2 以上，または腹囲が男性85cm 以上，女性90cm 以上），および，軽度の高血糖（空腹時血糖110mg/dL 以上），高血圧（収縮時血圧130mmHg 以上，または拡張期血圧85mmHg 以上），高脂血症（中性脂肪150mg/dL 以上または HDL コレステロール値40mg/dL 未満）のうち少なくともいずれか1つを満たすこととされている。

　統合失調症患者では糖尿病を初めとする代謝障害が多くみられることが知られており，陰性症状に伴う身体的不活動に加え，chlorpromazine[3]などのフェノチアジン系抗精神病薬が糖尿病発症に関与すると考えられてきた。さらに，近年になって clozapine を初めとする新規抗精神病薬が体重増加，糖尿病，高脂血症を誘発する可能性が指摘されるに及び，代謝系副

作用について再び注意が喚起されることになった。日本では olanzapine 投与との関連性が否定できない高血糖，糖尿病性ケトアシドーシス，糖尿病性昏睡の症例が9例，うち死亡例が2例報告され，2002年4月に緊急安全性情報が発令された。そして，糖尿病の患者あるいは糖尿病の既往のある患者には投与しないこと，olanzapine 投与中は，血糖値の測定等の観察を十分に行うこと，患者およびその家族に対して十分な説明を行うことが添付文書に記載された[18]。同年11月には quetiapine についても同様の緊急安全性情報が発令され，糖尿病患者への投与が禁忌となった[19]。その後，risperidone，perospirone についても添付文書が改訂され，糖尿病患者への投与が慎重投与とされ，さらに新たに上市された aripiprazole についても，糖尿病誘発の可能性についての警告が付記されている。もはや代謝系副作用は，すべての新規抗精神病薬を投与するにあたり最も注意しなければならない副作用と位置づけられている。本稿では，新規抗精神病薬に関連した代謝系副作用について文献的検討を行い，その上で olanzapine 投与のリスクとその対応について検討したい。

II．統合失調症と糖代謝

統合失調症患者における糖尿病の有病率は15.8％と一般人口に比べて高率であり[33]，さらに統合失調症患者の家族においても糖尿病の発症率が高いとする報告もあることから[34]，統合失調症患者では遺伝的に耐糖能に脆弱性をもつ可能性が示唆されている。初発で抗精神病薬を未投与の統合失調症患者においても，対照群に比べて血糖値が優位に高く，空腹時血糖異常が15％に認められること，インスリン抵抗性を示す HOMA（Homeostatic Model Assessment）の IR 値 ｛空腹時インスリン濃度（μU/mL）× 空腹時血糖（mmol/L）/22.5｝が高いことから，統合失調症患者では薬剤の投与の有無にかかわらず，内臓型肥満や耐糖能障害を来しやすいことが指摘されている[43]。

一方，統合失調症患者に新規抗精神病薬を投与した後に高血糖，糖尿病の初発または増悪，糖尿病性ケトアシドーシスの出現を認めたとする臨床報告も多い。ただし，糖尿病は一般人口においても頻度が高いことに加え，上述したように統合失調症患者には糖尿病が多く併発することから[33,34]，臨床的に遭遇した個々の事例について新規抗精神病薬と耐糖能障害の因果関係を明確にし得ないことも多い。しかし，文献的な報告を詳細に検討すると，新規抗精神病薬投与開始後に出現した耐糖能障害が投与中止後に消失した症例[32]，新規抗精神病薬を投与した13〜18歳の統合失調症患者における耐糖能障害発現例[20]などの報告の蓄積は，新規抗精神病薬による耐糖能障害の誘発を示唆するものである。さらに，投与開始前に肥満が認められなかったり，糖尿病の家族歴のない患者にも耐糖能障害が認められること[32]は，耐糖能障害発現において薬剤性の要因の関与が濃厚であることを示している[36]。

新規抗精神病薬の中で耐糖能障害との関連が最も多く報告されているのはclozapineである。Häggら[14]は，clozapineを投与されている63名を定型抗精神病薬の持続性注射薬による治療を受けている67名と比較し，定型抗精神病薬群では糖尿病が6％，耐糖能障害が3％に出現したのに対し，clozapine群では糖尿病が12％，耐糖能障害が10％に出現していたと報告した。また，Hendersonら[17]は，clozapineによる治療を受けた82名の統合失調症患者を5年間追跡し，52.4％が高血糖を来し，36.6％が糖尿病と診断されていると報告した。Olanzapineについては，52名の患者で投与開始前後における空腹時血糖を比較したところ，140mg/dl以上の高血糖が投与開始前では1％であったのに対し，投与開始後では33％であったという[12]。Quetiapineでは，投与開始1ヵ月後に糖尿病を来した42歳の白人男性[45]，投与開始16.5週間後に体重が5kg増加し，糖尿病と高脂血症が出現した30歳のエチオピア人男性[40]，risperidoneからquetiapineへ切り替えた2ヵ月後に糖尿病性ケトアシドーシスを来した64歳の白人男性[47]が報告されている。Risperidoneについては，投与を開始した数ヵ月後にケト

アシドーシスを来した42歳の白人男性[8]，糖尿病の家族歴をもち肥満を呈する52歳のアフリカ系アメリカ人がrisperidone服用開始17ヵ月後に糖尿病を発症した例[48]，肥満を呈するラテン系の50歳男性がrisperidone服用開始30ヵ月後に糖尿病を発症した例[48]，risperidone投与中に出現した糖尿病が，risperidone投与中止によって改善した39歳の白人女性[27]が報告されている。Perospironeについては，その使用が日本に限られるためエビデンスに乏しいが，これまでのところ耐糖能障害の出現は文献的に報告されていない。また，aripiprazoleについては代謝系副作用のリスクが増加するとのエビデンスは提出されていないが，aripiprazoleを開始した4日後に著明な高血糖，糖尿病性ケトアシドーシスを来した34歳の統合失調症の女性[7]，aripiprazole開始後に体重増加を来し，18ヵ月後に高血糖，糖尿病性ケトアシドーシス，膵炎を来した33歳の統合失調症の男性[41]の症例が報告されている。

III．薬剤間の耐糖能障害誘発リスクの比較

新規抗精神病薬による耐糖能障害誘発のリスクを薬剤間で比較したいくつかの報告が提出されている。Sernyakら[44]は，統合失調症患者の全国サンプルの管理データを利用し，定型抗精神病薬を処方された15,984名と新規抗精神病薬を処方された22,648名（うち48.4%がolanzapine，43.7%がrisperidone，5.3%がclozapine，4.2%がquetiapine）について，年齢を調整して糖尿病の有病率を比較した。その結果，定型抗精神病薬投与患者に比べ，clozapine，olanzapine，quetiapine投与患者では糖尿病の有病率が有意に高かったが，risperidone投与患者では有意な差が認められなかった。また，Gianfrancescoら[11]の米国における調査では，無投薬群に比べ，clozapine，olanzapine，高力価抗精神病薬，低力価抗精神病薬の投与患者では有意に糖尿病の有病率が高かったが，risperidone投与群では有意差が認められなかった。また，Koroら[21]の英国における調査でも，対

照群に比べ，olanzapine，定型抗精神病薬を投与された患者では糖尿病の有病率が高いが，risperidone群では有意差がなかった。さらに，Caroら[5]も，olanzapineを投与された19,153名とrisperidoneを投与された14,793名の糖尿病の有病率を比較し，olanzapine群の方が有意に糖尿病の有病率が高いと報告している。

　Meyer[31]は，olanzapineを投与された患者とrisperidoneを投与された患者における1年後の体重，血清脂質，血糖値を比較し，olanzapine投与患者はrisperidone投与患者に比べ，体重には有意差がなかったが血清脂質と血糖値が有意に高いことを報告している。また，Lindenmayerら[24]は，二重盲検法によりhaloperidol，clozapine，olanzapine，risperidone投与患者の血糖値を14週間追跡し，haloperidol群とclozapine群では投与開始8週間後に有意な血糖値上昇がみられ，olanzapine群では14週後に有意な血糖値上昇が認められたが，risperidone群では有意な血糖値変化を生じなかったと報告した。さらにNewcomerら[35]は，clozapine，olanzapine，risperidone，定型抗精神病薬を服用している統合失調症患者48名と健常被験者31名に経口糖負荷試験を施行したところ，olanzapine投与群では定型抗精神病薬や健常対照群に比べ，空腹時，糖負荷の15分，45分，75分後のすべてで血糖値が有意に高く，clozapine群でも同様に空腹時と，糖負荷75分後の血糖値が有意に高かった。しかし，risperidone投与群と定型抗精神病薬群，定型抗精神病薬と健常対照群の比較では血糖値に有意な差を認めなかった。各群間で体格指数〔BMI；Body Mass Index：体重(kg)／{身長(m)}^{2}〕はマッチングされていることから，体重または脂肪の著明な増加が認められなくても，olanzapineやclozapine投与患者では耐糖能障害が生じうることを示唆している。

　Aripiprazoleについてもいくつかのエビデンスが提出されている。Aripiprazole群（156名）とolanzapine群（161名）を比較した26週間の二重盲検試験では，7％以上の体重増加がそれぞれ14％に対し37％，平均体重増加量が－1.37kgに対し4.23kgであり，6週の時点でaripiprazole群

に比べolanzapine群の方が有意に総コレステロール値,LDLコレステロール値,トリグリセリド値が高く,HDLコレステロール値が低かったが,空腹時血糖には有意差を認めなかった[28]。Aripiprazoleをプラセボと比較した26週間の二重盲検試験においても有意な血糖上昇を認めておらず[39],他の新規抗精神病薬に比べて耐糖能への影響は少ないと考えられるが,長期的な影響については今後の検討が必要である。

Ⅳ. 新規抗精神病薬により誘発される耐糖能障害の機序

新規抗精神病薬が耐糖能障害を誘発する機序については,まだ十分に明らかにされていない。Yaziciら[50]は,clozapine投与患者の糖代謝を無投薬時と比較し,投与量に関係なく血糖,インスリン量,Cペプチドの値が高いことから,clozapine投与によりインスリン抵抗性を生じることが高血糖の原因であると考えた。Melkerssonら[29]の研究では,clozapine投与患者で,血清中のclozapine濃度とインスリン濃度の間に正の相関を認めたことから,薬剤の濃度に依存してインスリン抵抗性が出現することが高血糖の原因であると推論された。さらに,Newcomerら[35]は,インスリン抵抗性の指標であるHOMAのIR値を求めると,定型抗精神病薬投与群に比べ,olanzapine投与群,clozapine投与群ではIR値が有意に高いが,risperidone投与群では有意な差を認めないことから,インスリン抵抗性が耐糖能障害の背景にあると結論した。

インスリン抵抗性が出現する理由としていくつかの仮説が提出されている。新規抗精神病薬のもつH_1拮抗作用や$5-HT_{2A,C}$拮抗作用のために肥満が生じ[1],肥満に伴う脂肪組織の増加がインスリン抵抗性をもたらすと考えられるが[49],それでは体重増加を伴わない耐糖能障害の症例[32]をこの機序をもとに説明することができない。Melkerssonら[30]は,olanzapine投与患者でBMIにかかわらずインスリン分泌増加を呈していたことから,インスリン抵抗性は体重増加の結果として出現するのではなく,olanzapine

そのものにより生じると推論している。また，Wirshingら[49]は，新規抗精神病薬によるプロラクチン値の上昇がインスリン抵抗性をもたらす可能性を指摘しているが，それではプロラクチン上昇を来しやすいrisperidoneで耐糖能障害を比較的生じにくいという事実を説明できない。さらに，5-HT$_{1A}$受容体拮抗作用により膵β細胞からのインスリン分泌が減少する可能性も指摘されているが[42,49]，olanzapineやclozapine服用中の患者で高インスリン血症が認められることはこの仮説を支持せず[29,30,38,50]，新規抗精神病薬に関連した耐糖能障害のごく一部を説明するに過ぎない。Dwyerらは，神経分化のモデルとして用いられるPC12細胞を用いて，細胞内への糖取り込みをclozapine[10]，olanzapine，quetiapine，risperidone[9]が阻害することを示しており，新規抗精神病薬が糖輸送担体に直接的に作用して糖輸送を障害すると想定している。しかし，これは in vitro での知見でもあり，今後のさらなる検討が必要である。

V．新規抗精神病薬投与中の耐糖能のモニタリング

Mirら[32]は，1970年から2000年6月までの文献的報告を展望し，新規抗精神病薬投与後に耐糖能障害を発現する危険因子として，男性，40歳前後，白人でないことを挙げている。また，Lambertiら[22]は，糖尿病の家族歴，42歳以上，非白色人種，男性であることをリスク因子に挙げている。非白色人種の中でも日本人は欧米人に比べてインスリン分泌能が低く，耐糖能障害のハイリスク群であると考えられている。また，Hedenmalmら[15]は，統合失調症患者の背景因子のオッズ比を算出して，糖尿病の既往，体重増加，buspironeの併用，valproateの併用，選択的セロトニン再取り込み阻害薬の併用，男性であることを耐糖能障害発現の危険因子として抽出している。しかし，糖尿病の家族歴や肥満の合併のない患者にも耐糖能障害が発現していることから[32]，個々の患者について耐糖能障害の発現を完全に予見することは困難である。体重増加を伴わずに耐糖能障害の

発現に至った症例も認められることから[32]，体重のみの追跡では不十分であり，耐糖能障害を疑わせる臨床症状や体重の観察に加え，定期的な採血によるモニタリングが必要になる。採血によるモニタリングの必要性は，olanzapine や quetiapine の添付文書にも記載されているが，どの程度の頻度で行うのか，肥満の既往や糖尿病の家族歴をもつハイリスク群とそれらをもたない非ハイリスク群でそれぞれどのようなモニタリングを行うのかといったことについて，具体的なガイドラインは明らかにされていない。

　耐糖能障害の誘発は，リスクの程度の差こそあれ，すべての新規抗精神病薬に共通の問題であり，いずれの薬剤においても一定のスケジュールに従ってモニタリングを実施することが重要である。Luna ら[26]は，新規抗精神病薬の投与に先立ちベースラインの空腹時血糖を測定し，投与開始後1年間は3～4ヵ月ごとに血糖値を測定し，それ以降は，血糖値が安定している患者では12ヵ月おき，ハイリスク群では6ヵ月おきに検査を行うことを推奨している（表1）。また，Henderson[16]は，空腹時血糖（空腹時の採血が困難な場合にはHbA_{1c})，血清脂肪値，体重，血圧を6ヵ月おきに測定することを推奨している。さらに最近では，米国糖尿病学会と米国精神医学会が共同で，フォローアップのプロトコールを提唱している（表2）[2]。しかし，新規抗精神病薬の投与開始から耐糖能障害が出現するまでに clozapine では約8週間，olanzapine では約16週間であることが多いとされていることを考えると[32]，3～4ヵ月であっても必ずしも十分であるとはいえず，最初の6ヵ月間は2ヵ月おきのモニタリングが必要であると考えられる。また，olanzapine の緊急安全性情報の1例では，投与開始15日後に糖尿病を発症していることから[18]，清涼飲料水ケトーシスなどを伴うハイリスク群では2週間おきの採血によるモニタリングも正当化される。また，岡田ら[37]は，定型抗精神病薬から olanzapine へのスイッチング患者を対象に耐糖能の経時的評価を行い，空腹時血糖や HbA_{1c} に変化が現れなくてもインスリン抵抗性が増大している症例が認められることから，著明な体重増加が認められるなど耐糖能障害への移行が危惧される症例に

表1　新規抗精神病薬治療において推奨される耐糖能のモニタリング[26]

1. 新規抗精神病薬による治療を開始する時点で，ベースラインの空腹時血糖を測定する。
2. 新規抗精神病薬による治療を開始して最初の1年間は3〜4ヵ月おきに血糖値を測定する（高血糖の徴候を観察する）。
3. ハイリスク患者においては新規抗精神病薬による治療期間中は6ヵ月おきに血糖値を測定する。
   (a) 耐糖能異常（空腹時血糖≧110mg/dL［≧6.1mmol/L］），かつ，空腹時血糖＜126mg/dL［＜7.0mmol/L］）
   (b) 糖尿病の家族歴
   (c) ハイリスク人種（アフリカ系アメリカ人，ヒスパニック系アメリカ人，アメリカ先住民，アジア系アメリカ人，太平洋諸島住民）
   (d) 肥満（理想体重の20%以上の超過，または，Body Mass Index［体重(kg)/身長(m)^2］≧27kg/m^2）
   (e) 習慣性身体不活動
   (f) 高血圧（血圧が140/90mmHg以上）
   (g) 高密度リポ蛋白（≦35mg/dL［0.91mmol/L］），および/または，トリグリセリド（≧250mg/dL［≧2.8mmol/L］）
   (h) 妊娠糖尿病の既往歴，または，4kgを越える過体重児の分娩歴
   (i) 多嚢胞卵巣症候群
4. 新規抗精神病薬を開始して最初の12ヵ月間を通じて空腹時血糖が正常域を維持した患者では，治療期間中は12ヵ月おきに血糖値を測定する。

表2　米国糖尿病学会と米国精神医学会の作成した新規抗精神病薬投与中のモニタリングプロトコール[2]

	ベースライン	4週	8週	12週	3ヵ月ごと	1年ごと	5年ごと
既往歴/家族歴の聴取	×					×	
体重測定（BMI）	×	×	×	×	×		
胴周囲長測定	×					×	
血圧	×			×		×	
空腹時血糖	×			×		×	
空腹時脂質	×			×			×

ついては，空腹時インスリンを測定してHOMAのIR値を追跡したり糖負荷試験を用いたモニタリングを行うことが，耐糖能障害を予見し早期に適切な対応をとるために有効である可能性を指摘している。いずれにせ

よ,投与開始前の検査値が基準になることから,ベースライン採血を行い,肥満の合併や糖尿病の家族歴などの危険因子を十分に評価して個別のモニタリングの計画を立てる必要がある.

VI. CATIE 試験からみた olanzapine の代謝系副作用

Clinical Antipsychotic Trials of Intervention Effectiveness (CATIE) 試験[23]は,全米の57施設において1,460名の慢性期統合失調症患者(平均年齢40.6±11.1歳,平均罹病期間14.4±10.7年)を olanzapine (7.5〜30mg/日), quetiapine (200〜800mg/日), risperidone (1.5〜 6 mg/日), ziprasidone (40〜160mg/日), perphenazine (8 〜32mg/日)の5群に無作為に割り付け,効果不十分,副作用,その他の理由によって服薬中止に至った割合を比較した研究である.その結果,18ヵ月以内に74%が治療を中断したが,olanzapine 群の中断率は64%で,他の薬剤に比べて有意に低かった.また,olanzapine 群では効果不十分による中断が quetiapine 群,risperidone 群, perphenazine 群に比べて有意に少なかった.忍容性による中断率では,薬剤間に有意差を認めなかったものの,錐体外路性副作用による中断は olanzapine 群で最も少なかった.しかし, 7 kg 以上の体重増加が生じた割合は olanzapine 群が30%と他剤 (quetiapine 16%, risperidone 14%, perphenazine 12%, ziprasidone 7 %) よりも高く,平均体重増加量も olanzapine 群が9.4±0.9ポンドであり他剤 (quetiapine 1.1±0.9ポンド, risperidone 0.8±0.9ポンド, perphenazine 2.0±1.1ポンド, ziprasidone 1.6±1.1ポンド) より多かった.体重増加などの代謝性副作用による中断率も olanzapine 9 %と他剤 (quetiapine 4 %, risperidone 2 %, perphenazine 1 %, ziprasidone 3 %) に比べて高かった.また,表3に示したように olanzapine 群は,空腹時血糖, HbA_{1c}, 総コレステロール,トリグリセリドの上昇が最も大きい.CATIE 試験の結果は,服薬中断率からみた olanzapine の優位性を示した一方で, olanzapine 投与

表3 CATIE 試験における服用開始18ヵ月後の臨床検査値の変化

評価項目	統計値	OLZ (n=336)	QUET (n=337)	RISP (n=341)	PER (n=261)	ZPR (n=185)	P値
血糖値 (mg/dL)	平均値(標準誤差)	15.0(2.8)	6.8(2.5)	6.7(2.0)	5.2(2.0)	2.3(3.9)	0.59
	中央値	7	4.3	5.5	1.5	2.5	
	曝露調整平均値(標準誤差)	13.7(2.5)	7.5(2.5)	6.6(2.5)	5.4(2.8)	2.9(3.4)	
HbA_{1C} (%)	平均値(標準誤差)	0.41(0.09)	0.05(0.05)	0.08(0.04)	0.10(0.06)	-0.10(0.14)	0.01
	中央値	0.2	0.1	0.05	0.05	0.1	
	曝露調整平均値(標準誤差)	0.40(0.07)	0.04(0.08)	0.07(0.08)	0.09(0.09)	0.11(0.09)	
総コレステロール (mg/dL)	平均値(標準誤差)	9.7(2.1)	5.3(2.1)	-2.1(1.9)	0.5(2.3)	-9.2(5.2)	<0.001
	中央値	8.5	3.5	-3	0.5	-1	
	曝露調整平均値(標準誤差)	9.4(2.4)	6.6(2.4)	-1.3(2.4)	1.5(2.7)	-8.2(3.2)	
トリグリセリド (mg/dL)	平均値(標準誤差)	42.9(8.4)	19.2(10.6)	-2.6(6.3)	8.3(11.5)	-18.1(9.4)	<0.001
	中央値	33.5	17.5	3	2	-7	
	曝露調整平均値(標準誤差)	40.5(8.9)	21.2(9.2)	-2.4(9.1)	9.2(10.1)	-16.5(12.2)	
プロラクチン (ng/dL)	平均値(標準誤差)	-6.1(1.2)	-9.3(1.4)	15.4(1.5)	0.4(1.7)	-4.5(1.6)	<0.001
	中央値	-0.9	-2.7	9.2	1.4	-2.4	
	曝露調整平均値(標準誤差)	-8.1(1.4)	-10.6(1.4)	13.8(1.4)	-1.2(1.6)	-5.6(1.9)	

CATIE: Clinical Antipsychotic Trials of Intervention Effectiveness
OLZ: olanzapine, QUET: quetiapine, RISP: risperidone, PER: perphenazine, ZPR: ziprasidone

のリスクも明らかにしているといえる。Olanzapine のベネフィットを治療に活かすためには代謝系副作用についての適切なアセスメントとマネージメントが重要になる。

Ⅶ．Olanzapine と耐糖能障害

 既に述べたように，olanzapine 投与にあたっては，体重，身長，胴周囲長の測定，体重歴の聴取，耐糖能障害の既往や合併の有無，耐糖能障害の家族歴の聴取，過食や清涼飲料水の多飲などの食行動の聴取が必要であり，加えて，投与開始時点でのベースラインの採血を実施する必要があ

る。ハイリスクと思われる事例については，糖負荷試験による血糖値，インスリン値の変化を調べ，糖尿病および境界型糖尿病を除外すること，HOMAのIR値を調べ，インスリン抵抗性の有無を明らかにすること，加えて，HbA_{1c}の基礎値を得ておくことが有用である。さらに，olanzapine投与にあたっては，耐糖能障害が出現する場合があることを，患者およびその家族に十分に説明し，口渇，多飲，多尿，頻尿等の異常に注意し，このような症状があらわれた場合には，直ちに投与を中断し，医師の診察を受けるように指導する必要がある。しかし，患者自身が身体症状を訴える能力が乏しいことも多く，家族の観察にも能力差が認められたり，同居者がいない場合もある。さらに，医療機関への心理的，ならびに地理的な接近性，患者自身の通院頻度なども加味して，耐糖能障害が出現した場合のリスク評価も行う必要がある。

　投与開始後は定期的なモニタリングを実施する必要があるが，その場合，体重，胴周囲長，血圧，血糖，HbA_{1c}，脂質の測定，食行動の聴取が重要であり，尿検査は早期の耐糖能障害の検出が行えないことから不適切である。臨床的には，空腹時採血の実施が困難な場合も少なくないが，そのような場合には空腹時採血にこだわって採血の機会を逸するよりも，何らかの理由で代謝性副作用の発現を疑った場合には直ちに随時採血を実施する方が望ましい。直ちに結果を得るためには，簡易血糖測定器の活用も考えられる。自験例では，随時血糖で高血糖を疑い，さらに糖負荷試験を実施したところ境界型糖尿病との診断に至ったが，その結果をみると空腹時血糖では異常が認められておらず，空腹時血糖のみでは耐糖能障害の存在を検出し得なかった例もあった。空腹時血糖とインスリン値が得られればインスリン抵抗性の指標となるHOMAのIR値を算出することができる。検査費用や保険診療上の問題のためにルーチン検査とはできないにせよ，患者にも侵襲が少なく簡便でありながら，臨床上は有用性の極めて高い指標である。

　Olanzapine投与中に体重増加やインスリン抵抗性の増大を認めた場合

には，その原因を明らかにし，病状に由来する場合には精神症状への対処を，薬剤による影響が否定できない場合では，まずは食行動の改善や運動療法を試みる。Olanzapine 投与を受けた外来通院中の統合失調症患者48名を，12週間の運動療法プログラムを実施する介入群（33名）と非介入群（15名）に無作為に分け，体重，バイタルサイン，錐体外路症状，精神症状，QOL を評価したところ，介入群では8週間で有意な体重減少を認めたが，精神症状などのその他の指標に有意差を認めなかった[46]。本研究の結果は，olanzapine 投与患者においても運動療法が病状悪化などを伴わずに体重減少をもたらしうることを示しており，olanzapine による代謝系副作用が管理可能である可能性を示唆している。さらに，新規抗精神病薬服用中の統合失調症患者に特化した健康管理に関する教育プログラムが開発され，介入群では有意な体重減少が認められていること[25]，さらに日本でもその日本語版が入手可能であることから，このような教育的介入を試みることも重要であろう。このような心理教育的介入を実施しても改善が認められない場合には，よりリスクの低い薬剤への切り替えを考える必要がある。体重増加については，二重盲検試験に基づき，metformin[4]，amantadine[13]，nizatidine[6]併用の有用性が示されているが，まだ精神科臨床における一般的な対応とはなっていない。

　最後に olanzapine 投与中に耐糖能障害が出現した場合の対応について考える。Mir ら[32]によれば，olanzapine 投与中にケトアシドーシスを来した5例すべてで olanzapine の投与が中止され，うち3名は血糖値が正常化しているが，1名は死亡し，1名は quetiapine に切り替え後もインスリン治療を必要としている。高血糖を来した10例のうち，8例は投与が中止されており，そのうち3例は血糖値が正常化したが，5例はインスリン治療か経口糖尿病薬による治療を要した。残りの2例では olanzapine の投与を一旦中止したのち再投与が試みられたが，いずれも再び高血糖を来して投与が中止され，経口糖尿病薬による治療を必要とした。先行する症例報告を展望すると，耐糖能障害の発現後に olanzapine の投与を中止して

高血糖が改善する例もあるが，なかには不可逆的な経過を取り，投与中止後も糖尿病治療を必要とする症例もある。Olanzapine の再投与が試みられた全例で比較的短時間の間に再び高血糖を来していることから，再投与は適切であるとはいえない。

耐糖能障害は，高血糖，糖尿病，さらにはケトアシドーシスと重篤度を増していき，ケトアシドーシスを来した患者はしばしば致死的な経過を取ることから，適切かつ迅速な対応が要求される。Olanzapine を服用中に耐糖能障害が出現した場合，olanzapine を中止して他の抗精神病薬へ切り替えることが必要であり，同時に糖尿病専門医と相談の上，適切な糖尿病治療を並行していく必要がある。

文　献

1） Allison, D. B., Mentore, J. L., Heo, M. et al. : Antipsychotic-induced weight gain : a comprehensive research synthesis. Am. J. Psychiatry, 156 : 1686-1696, 1999.
2） American Diabetes Association, American Psychiatric Association, American Association of Clinical Endocrinologists, et al. : Consensus development conference on antipsychotic drugs and obesity and diabetes. Diabetes Care, 27 : 596-601, 2004.
3） Arneson, G. A. : Phenothiazine derivatives and glucose metabolism. J. Neuropsychiatr., 5 : 181-185, 1964.
4） Baptista, T., Martinez, J., Lacruz, A. et al. : Metformin for prevention of weight gain and insulin resistance with olanzapine : a double-blind placebo-controlled trial. Can. J. Psychiatry, 51 : 192-196, 2006.
5） Caro, J. J., Ward, A., Levinton, C. et al. : The risk of diabetes during olanzapine use compared with risperidone use : a retrospective database analysis. J. Clin. Psychiatry, 63 : 1135-1139, 2002.
6） Cavazzoni, P., Tanaka, Y., Roychowdhury, S. M. et al. : Nizatidine for prevention of weight gain with olanzapine : A double-blind placebo-controlled trial. Eur. Neuropsychopharmacol., 13 : 81-85, 2003.
7） Church, C. O., Stevens, D. L., Fugate, S. E. : Diabetic ketoacidosis associated with aripiprazole. Diabet. Med., 22 : 1440-1443, 2005.
8） Croarkin, P. E., Jacobs, K. M., Bain, B. K. : Diabetic ketoacidosis associated with

risperidone treatment? Psychosomatics, 41 : 369-370, 2000.
9) Dwyer, D. S., Bradley, R. J., Kablinger, A. S. et al. : Glucose metabolism in relation to schizophrenia and antipsychotic drug treatment. Ann. Clin. Psychiatry, 13 : 103-113, 2001.
10) Dwyer, D. S., Pinkofsky, H. B., Liu, Y. et al. : Antipsychotic drugs affect glucose uptake and the expression of glucose transpoters in PC12 cells. Prog. Neuro-Psychopharmacol. Biol. Psychiatry, 23 : 69-80, 1999.
11) Gianfrancesco, F. D., Grogg, A. L., Mahmoud, R. A. et al. : Differential effects of risperidone, olanzapine, clozapine, and conventional antipsychotics on type 2 diabetes : findings from a large health plan database. J. Clin. Psychiatry, 63 : 920-930, 2002.
12) Goldstein, L. E., Henderson, D. C. : Atypical antipsychotic agents and diabetes mellitus. Prim. Psychiatry, 7 : 65-68, 2000.
13) Graham, K. A., Gu, H., Lieberman, J. A. et al. : Double-blind, placebo-controlled investigation of amantadine for weight loss in subjects who gained weight with olanzapine. Am. J. Psychiatry, 162 : 1744-1746, 2005.
14) Hägg, S., Joelsson, L., Mjorndal, T. et al. : Prevalence of diabetes and impaired glucose tolerance in patients treated with clozapine compared with patients treated with conventional depot neuroleptic medications. J. Clin. Psychiatry, 59 : 294-299, 1998.
15) Hedenmalm, K., Hägg, S., Stahl, M. et al. : Glucose intolerance with atypical antipsychotics. Drug Saf., 25 : 1107-1116, 2002.
16) Henderson, D. C. : Atypical antipsychotic-induced diabetes mellitus : How strong is the evidence? CNS Drugs, 16 : 77-89, 2002.
17) Henderson, D. C., Cagliero, E., Gray, C. et al. : Clozapine, diabetes mellitus, weight gain, and lipid abnormalities : a five-year naturalistic study. Am. J. Psychiatry, 157 : 975-981, 2000.
18) 厚生労働省医薬局安全対策課：緊急安全性情報：抗精神病薬ジプレキサ®錠(オランザピン)投与中の血糖上昇による糖尿病性ケトアシドーシス及び糖尿病性昏睡について. 2002年4月
19) 厚生労働省医薬局安全対策課：緊急安全性情報：抗精神病剤セロクエル25mg錠, 同100mg錠(フマル酸クエチアピン)投与中の血糖値上昇による糖尿病性ケトアシドーシス及び糖尿病性昏睡について. 2002年11月
20) Koller, E., Malozowski, S., Doraiswamy, P. M. : Atypical antipsychotic drugs and hyperglycemia in adolescents. JAMA, 286 : 2547-2548, 2001.

21) Koro, C. E., Fedder, D. O., L'Italien, G. J. et al. : Assessment of independent effect of olanzapine and risperidone on risk of diabetes among patients with schizophrenia : population based nested case-control study. BMJ, 325 : 243–247, 2002.

22) Lamberti, J. S., Crilly, J. F., Maharaj, K. : Prevalence of diabetes mellitus among outpatients with severe mental disorders receiving atypical antipsychotic drugs. J. Clin. Psychiatry, 65 : 702–706, 2004.

23) Lieberman, J. A., Stroup, T. S., McEvoy, J. P. et al. : Effectiveness of antipsychotic drugs in patients with chronic schizophrenia. N. Engl. J. Med., 353 : 1209–1223, 2005.

24) Lindenmayer, J-P., Czobor, P., Volavka, J. et al. : Changes in glucose and cholesterol levels in patients with schizophrenia treated with typical and atypical antipsychotics. Am. J. Psychiatry, 160 : 290–296, 2003.

25) Littiell, K. H., Hilligoss, N. M., Kirshner, C. D. et al. : The effects of an educational intervention on antipsychotic-induced weight gain. J. Nurs. Scholarsh., 35(3) : 237–241, 2003.

26) Luna, B., Feinglos, M. N. : Drug-induced hyperglycemia. JAMA, 286 : 1945–1948, 2001.

27) Mallya, A., Chawla, P., Boyer, S. K. et al. : Resolution of hyperglycemia on risperidone discontinuation : a case report. J. Clin. Psychiatry, 63 : 453–454, 2002.

28) McQuade, R. D, Stock, E., Marcus, R. et al. : A comparison of weight change during treatment with olanzapine or aripiprazole : Results from a randomized, double-blind study. J. Clin. Psychiatry, 65(Suppl. 18) : 47–56, 2004.

29) Melkersson, K. I., Hulting, A-L., Brismar, K. E. : Different influences of classical antipsychotics and clozapine on glucose-insulin homeostasis in patients with schizophrenia or related psychoses. J. Clin. Psychiatry, 60 : 783–791, 1999.

30) Melkersson, K. I., Hulting, A-L., Brismar, K. E. : Elevated levels of insulin, leptin, and blood lipids in olanzapine-treated patients with schizophrenia or related psychoses. J. Clin. Psychiatry, 61 : 742–749, 2000.

31) Meyer, J. M. : A retrospective comparison of weight, lipid, and glucose changes between risperidone- and olanzapine-treated inpatients : metabolic outcomes after 1 year. J. Clin. Psychiatry, 63 : 425–433, 2002.

32) Mir, S., Taylor, D. : Atypical antipsychotics and hyperglycaemia. Int. Clin. Psychopharmacol., 16 : 63–73, 2001.

33) Mukherjee, S., Decina, P., Bocola, V. et al. : Diabetes mellitus in schizophrenic pa-

tients. Compr. Psychiatry, 37 : 68-73, 1996.
34) Mukherjee, S., Schnur, D. B., Reddy, R. : Family history type 2 diabetes in schizophrenic patients. Lancet, 1 : 495, 1989.
35) Newcomer, J. W., Haupt, D. W., Fucetola, R. et al. : Abnormalities in glucose regulation during antipsychotic treatment of schizophrenia. Arch. Gen. Psychiatry, 59 : 337-345, 2002.
36) 岡田 俊：新規抗精神病薬と耐糖能異常．臨床精神薬理, 5 : 1405-1412, 2002.
37) 岡田 俊，野間俊一：Olanzapine への切り替え過程における耐糖能の経時的追跡．臨床精神薬理, 7 : 535-545, 2004.
38) Pierides, M. : Clozapine monotherapy and ketoacidosis. Br. J. Psychiatry, 171 : 90-91, 1997.
39) Pigott, T. A., Carson, W. H., Saha, A. R. et al. : Aripiprazole for the prevention of relapse in stabilized patients with chronic schizophrenia : A placebo-controlled 26-week study. J. Clin. Psychiatry, 64 : 1048-1056, 2003.
40) Procyshyn, R. M., Pande, S., Tse, G. : New-onset diabetes mellitus associated with quetiapine. Can. J. Psychiatry, 45 : 668-689, 2000.
41) Reddymasu, S., Bahta, E., Levine, S. et al. : Elevated lipase and diabetic ketoacidosis associated with aripiprazole. JOP, 7 : 303-305. 2006.
42) Rigalleau, V., Gatta, B., Bonnaud, S. et al. : Diabetes as a result of atypical antipsychotic drug : a report of three cases. Diabet. Med., 17 : 484-486, 2000.
43) Ryan, M. C., Collins, P., Thakore, J. H. : Impaired fasting glucose tolerance in first-episode, drug-naive patients with schizophrenia. Am. J. Psychiatry, 160 : 284-289, 2003.
44) Sernyak, M. J., Leslie, D. L., Alarcon, R. D. et al. : Association of diabetes mellitus with use of atypical neuroleptics in the treatment of schizophrenia. Am. J. Psychitry, 159 : 561-566, 2002.
45) Sobel, M., Jaggers, E. D., Franz, M. A. : New-onset diabetes mellitus associated with the initiation of quetiapine treatment. J. Clin. Psychiatry, 60 : 556-557, 1999.
46) Soo Kwon, J., Choi, J. S., Bahk, W. M. et al. : Weight management program for treatment-emergent weight gain in olanzapine-treated patients with schizophrenia or schizoaffective disorder : A 12-week randomized controlled clinical trial. J. Clin. Psychiatry, 67(4) : 547-553, 2006.
47) Wilson, D. R., D'Souza, L., Sarkar, N. et al. : New-onset diabetes and ketoacidosis with

atypical antipsychotics. Schizophr. Res., 59 : 1-6, 2003.
48) Wirshing, D. A., Pierre, J. M., Eyeler, J. et al. : Risperidone-associated new-onset diabetes. Biol. Psychiatry, 50 : 148-149, 2001.
49) Wirshing, D. A., Spellberg, B. J., Erhart, S. M. et al. : Novel antipsychotics and new onset diabetes. Biol. Psychiatry, 44 : 778-783, 1998.
50) Yazici, K. M., Erbas, T., Yazici, A. H. : The effect of clozapine on glucose metabolism. Exp. Clin. Endocrinol. Diabetes, 106 : 475-477, 1998.

第5章

体重増加とチーム医療による対策

岡村武彦　井戸由美子　高谷義信　小林伸一
菊山裕貴　太田宗寛　北山幸雄　加藤政浩

I. はじめに

　Olanzapineが登場してから6年になるが,統合失調症の陽性症状,陰性症状,認知機能障害への幅広い効果や錐体外路症状の少なさを実感している精神科医は多いのではないかと思う。その結果, quality of life (QOL) の改善をもたらし[19]広く使用されるにいたっている。長期にわたり入院治療を余儀なくされていた患者が,従来型抗精神病薬からolanzapineへの切り替えにより中間施設に退院できた例を筆者も経験している。その一方でolanzapineは,体重増加や耐糖能異常の誘発といった問題を再び我々の前に提起した薬物でもある。Chlorpromazineが1950年代に登場してから,1958年にはすでにこれらの問題は報告されている[18]。その後, haloperidolが主流になってから,あまり取り上げられなくなったという経緯があるものの,抗精神病薬のこれらの問題は古くて新しい問題である。

　2005年4月の日本内科学会雑誌に,メタボリックシンドロームの定義と診断基準が発表された[12]。過栄養と運動不足を背景に増加してきた心血管病の予防医学のために確立された疾病概念であり,内臓脂肪の蓄積(ウエスト周囲径の増加)に高脂血症,高血圧,高血糖のうち2つ以上を有する

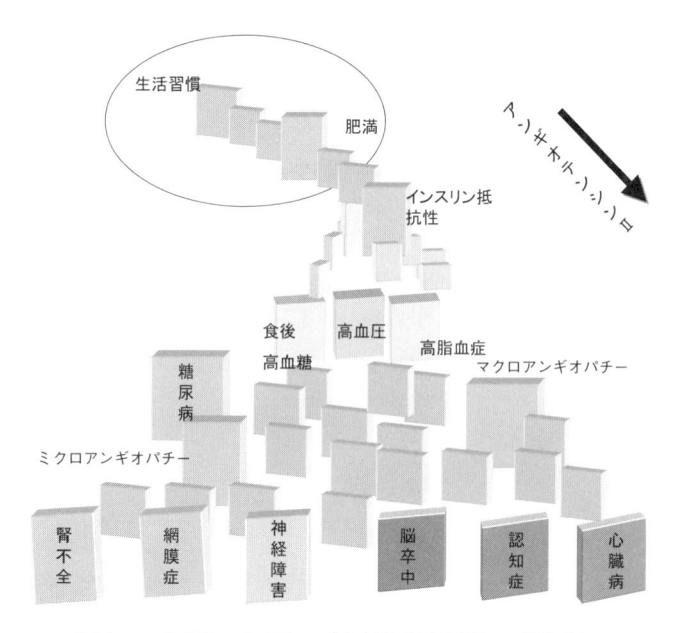

図1 メタボリックドミノ（文献7より引用し一部改変）

と当てはまることになる。メタボリックシンドロームに時間軸を加えると，ある危険因子がドミノ倒しのように続いていく。この状態をメタボリックドミノといい，ドミノが大きいほど，次にくる合併症の誘因としても大きいことになる（図1）。生活習慣の問題や肥満はメタボリックドミノの上流に位置し，心血管系イベントや様々な身体合併症の根源的リスクになると考えられている[13]。メタボリックドミノを防ぐには，この上流に位置する生活習慣の問題や肥満の対策に取り組むことが重要となる。

ただ肥満と一口に言っても，過栄養や運動不足などでおきる「単純型（原発性）肥満」と内分泌性，中枢性，遺伝性，薬剤性などの「症候性（二次性）肥満」に分けられる[24]。統合失調症患者においては，「単純型肥満」の問題だけでなく，clozapineやolanzapineなどによる二次性の体重増加の問題も考慮せねばならず，問題は複雑である。これらの薬物の薬効がQOLを向上させる一方で，体重増加，肥満からメタボリックシンドロ

ーム，ひいては心血管系疾患などの身体疾患発症により，逆にQOLの低下を招いてしまっては意味をなさなくなってしまう．すなわち，統合失調症治療の目標の1つであるQOLの向上を目指すのであれば，体重増加，肥満の予防は治療早期から検討していかねばならない．

そこで本章では，「臨床現場で多くの患者と向き合いながら生み出される知恵」として，体重増加，肥満に対する我々の臨床現場におけるチームとしての取り組みや対策を紹介したいと思う．

II．どのような患者が問題なのか？

以前に報告したが[15,16]，我々は2002年より抗精神病薬の最適化に向けて取り組んできており，第2世代抗精神病薬への切り替えや単剤化，至適用量での使用を目指してきた．2002年の時点では4種類の第2世代抗精神病薬の使用がすでに可能となっており，それらの有効性を実感するとともに体重増加や耐糖能異常，高脂血症などメタボリックシンドロームに対する対策の必要性も考えるようになっていた．では，どのような患者が問題なのであろうか？　様々な検討の仕方があると思われるが，まず外来患者と入院患者に分けて調べ，その後，問題のある群に対しての対策を検討することとした．

2002年に行った調査は，DSM-IVにて統合失調症と診断されたデイケアに通所する外来患者（外来群）54名（男性33名，女性21名，平均年齢50歳）と入院患者（入院群）59名（男性33名，女性26名，平均年齢52.8歳）について，体重・Body Mass Index（BMI）・血圧・血糖値・総コレステロール値（TC）・中性脂肪値（TG）について比較した．なお調査に当たり，その目的と方法について患者に十分に説明し同意を得た上で実施した．その結果，外来群のほうが入院群よりいずれの項目においても有意に問題を有していた（図2）．さらに外来群の食生活習慣に関しては，高カロリー・高脂肪の飲料，スナック，ファーストフードの摂取量が非常に高

図2　外来群と入院群の比較

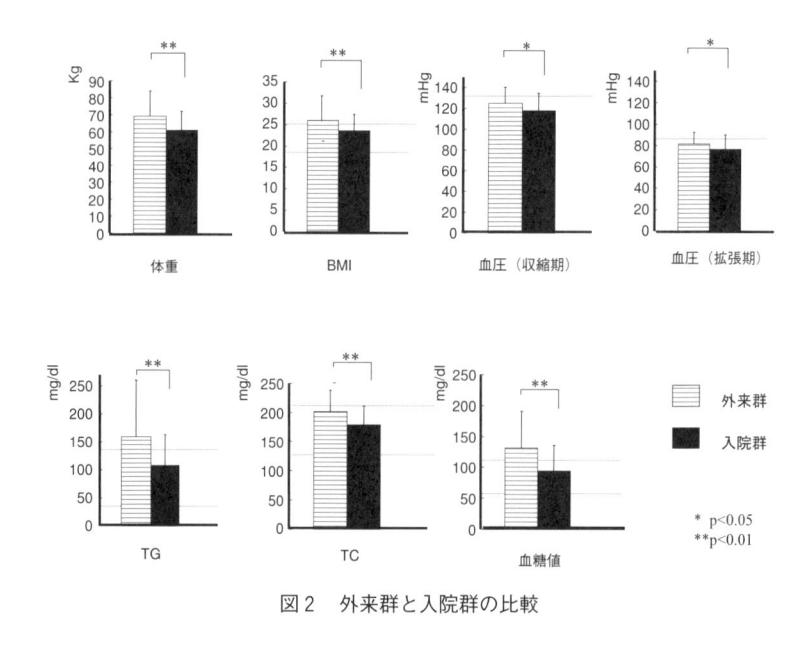

く，リスクファクターの高い食生活になっているなど，生活習慣にも問題があることが判明した[6]。

入院患者は，環境的な要因や陰性症状などの症状の問題により活動量，運動量が外来患者より少なく，より問題を有しているのではないかと当初は考えていた。しかし結果は逆で，むしろ入院患者は栄養管理されていることから外来患者より問題が少なかったと考えられた。同様の結果は，わが国でもいくつか報告されている[3,24]。この時点で我々は栄養指導の重要性を再認識し，チームで取り組む栄養指導，すなわち近年わが国でも重要性が認識され始めた栄養サポートチーム（Nutrition Support Team）を導入し，特にデイケア通所中の外来患者に対して実施を試みることとした。

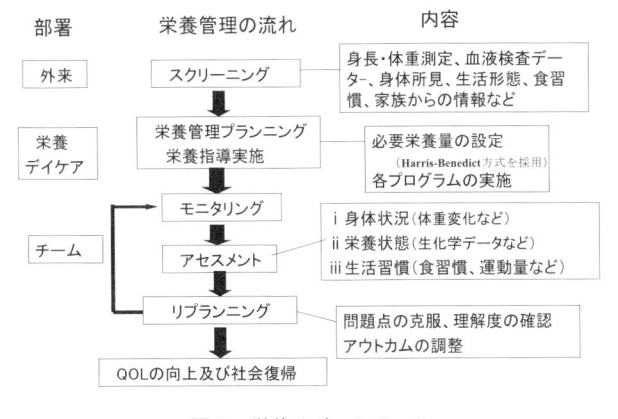

図3 栄養サポートチーム

III．2002年から4年間の取り組みと結果

　2002年の調査をもとに，医師・管理栄養士・デイケアスタッフ・外来看護師・訪問看護師・精神保健福祉士・グループホーム世話人などで「チーム」を組み，外来群を対象にプログラムを作成し実施することとした。実施過程は，①診察時スクリーニング，②栄養管理プランニングおよびプログラム実施，③アセスメントおよびチームカンファレンス，④リプランニングから構成されている（図3）。まず①の診察時スクリーニングは，外来診察時に身長・体重測定を行い，血液検査データ，身体所見などをもとに，医師より栄養指導の指示が出される。次に，②の栄養管理プランニングとしては，Solutions for Wellness（日本イーライリリー提供）を参考にした栄養アセスメントシートを用いて，患者の身体・血液検査データ，生活形態，生活習慣（食習慣・運動量），家族からの情報などをもとに，管理栄養士が患者の栄養評価を行う。それらの結果をもとにチームカンファレンスで情報交換しながら再度プランを立てる。その後これらを繰り返していくことになる。プログラムの具体的な内容を簡単に紹介すると，①個

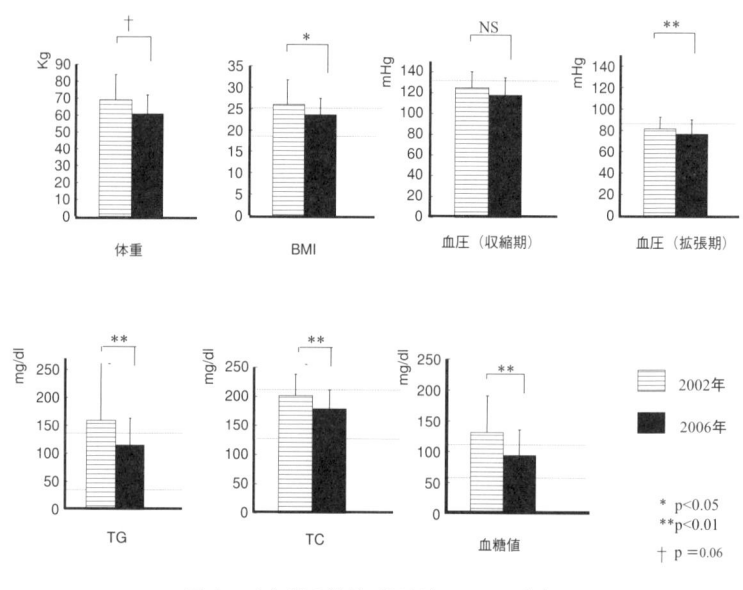

図4　4年後の比較（2002年 vs. 2006年）

別の栄養指導（個人栄養指導，訪問栄養指導）および生活指導を月1回もしくは必要に応じて実施，②集団の栄養指導および生活指導｜集団栄養指導教室を月2回実施，健康教室（デイケアプログラム）を週1回実施，1人暮らしの患者を対象にした料理教室（デイケアプログラム）を週1回実施，運動プログラム（エンジョイゲーム，フットサル，室内スポーツ，散歩もしくは室内ストレッチ）を週に3～4回実施｜，③デイケア通所者には，昼食に必要に応じて特別食（エネルギー制限食，塩分制限食など）を提供，④グループホーム入所者に対する朝食・夕食の食事管理および食材提供，⑤基礎的な栄養に関する知識習得のためのスタッフ教育の実施などである。

外来群54名中50名において，4年間の長期追跡調査ができた。その結果2006年には，体重は有意ではないものの減少し，BMIは正常範囲となり，血糖値・TC・TGは有意に低下していた（図4）。なおメタボリック

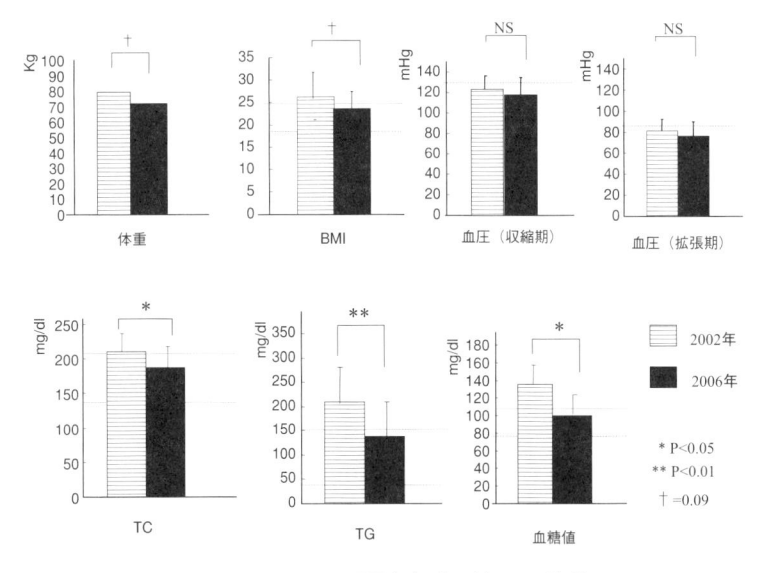

図5 Olanzapine 服用患者（20名）での比較

シンドロームの診断基準[12]に当てはまる者は50名中5名（10%）であった。2004年の国民健康・栄養調査結果の概要によると[9]，40歳以上の成人約5700万人のうちメタボリックシンドロームの有病者数は約940万人（16.5%）と判定されている。追跡調査のできた50名の2006年におけるメタボリックシンドロームの診断基準に当てはまるものは10%であり，これは一般人口の結果と比較して低い数値であると思われる。

IV．Olanzapine 服用患者での結果

Olanzapine は他の抗精神病薬と比較して，体重増加や糖代謝，脂質代謝により影響を与えることが報告されているため[1,14,26]，olanzapine を服用している患者20名（ただし単剤あるいは他剤併用を含む）についても検討してみた。図5に結果を示した。有意差は出なかったものの体重，BMIともに減少していた。特にBMIは正常範囲内にまで下がっていた。血

圧，TG，TC においては有意な改善を認めた。Littrell ら[10]は，olanzapine 服用の統合失調症患者で栄養，運動，生活習慣に焦点を当てた教育的介入を受けたグループは，受けなかったグループと比較して，6ヵ月後には有意に体重が減少したと報告している。このことから教育的介入は，抗精神病薬で誘発される体重増加の改善に有効であるとしている。同様に Menza ら[11]，Vreeland ら[25] も体重管理プログラムの実施は有用であると述べている。

今回の我々の取り組みは，上記の報告のように対照群を設けて比較するなどデザインされた研究ではない。また olanzapine 服用患者においても単剤服用患者だけではなく，スイッチングの途中などで多剤併用になっている患者も混じっており，他剤の影響を取り除くことはできていない。そういう意味では厳密な研究ではないが，4年という比較的長期に olanzapine を服用している患者において追跡調査できており，その結果から適切な栄養指導や運動療法，疾病教育を組み合わせると体重増加を含めたメタボリックシンドロームの予防に有効ではないかと考えられた。

V．患者満足度

さらに医療者側の取り組みが当事者の満足度と結びついているかどうかを調べるため，アンケートを作成し調査した。アンケート結果（図6）によれば，栄養指導を受けて「よかった」と回答されたものが，「大変よかった」を合わせて89％で，デイケアの健康・ダイエット講座は「大変よかった」を合わせて74％と，参加した大多数の患者が「よかった」と感じていた。栄養指導やプログラム参加への負担は「大変ある」，「少しある」を合わせて48％と約半数の患者がストレスを感じていたものの，栄養指導を守る努力は，「大変努力している」を合わせて69％と指導を守る努力をしていることがうかがえた。さらに指導やプログラムの継続への抵抗は4％と低く，患者満足度は概ね良好であったと言えよう。

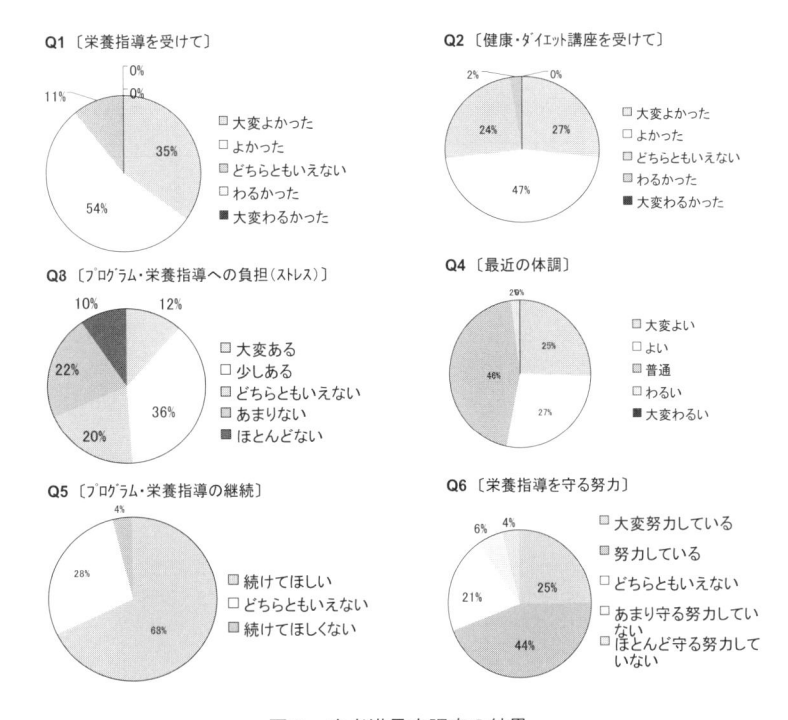

図6 患者満足度調査の結果

VI. チーム医療による対策の重要性

　肥満対策としては原因薬物の変更が第1段階で，できるだけ多剤併用を避け，必要最小量投与する努力が望まれる。その上で，食事療法や運動療法を行うことが必要であるとされている[24]。またメタボリックシンドロームについての疾病教育も必要となるであろう。治療開始前に抗精神病薬による体重増加の可能性を患者に知らせ，食事のアドバイスをすることも肥満の予防になるが[2,8,20]，高度に肥満してしまったあとではその治療は困難であると報告されている[23]。すなわち，体重増加や肥満の予防には，まず抗精神病薬を最適化し，栄養指導を含めた食事療法や運動療法を疾病教育

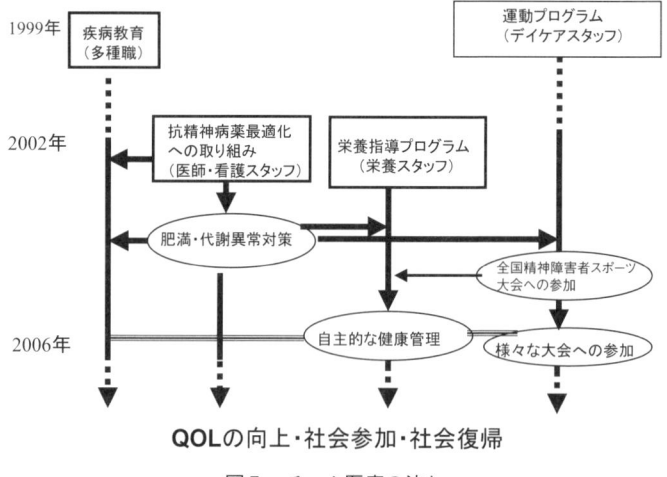

図7 チーム医療の流れ

とともに効率良く行うことが求められる。そのためにはいわゆるチーム医療による対策が必要となってくるであろう。

図7に我々の病院において各部署で実施しているプログラムを時間軸に沿って示した。2002年には，それぞれのプログラムはそれぞれの部署において行ってはいたが有機的に結びついていたとは言い難かったと思われる。有機的に結びついていく契機になったのは，急性期治療病棟に関与する医師が集まり，抗精神病薬の最適化に向けて協力し始めたところからのように思う。詳細は以前の報告[17]を参考にしていただきたいが，1999年頃から始まった疾病教育には医師・看護師・薬剤師・PSW・栄養士などが順次参加しており，チーム医療の土壌は育っていたと思われる。そこに「患者のQOL向上と社会参加・復帰」という目標にむけての抗精神病薬最適化の試みを医師が協力して行うことで，方向性がはっきりとし始めた。第2世代の抗精神病薬の長所である錐体外路症状の少なさや運動機能への悪影響の少なさにより，患者が早期から運動プログラムを受けることが可能になった。短所である体重増加，肥満や耐糖能異常の誘発に対して

は，栄養指導プログラムをこれも早期から導入することとなった。疾病教育のプログラムの内容にもメタボリックシンドローム予防が盛り込まれた。ちょうどその時期に全国精神障害者スポーツ大会（バレーボール大会）への参加という目標ができ，それを目指す患者は競技スポーツ参加に向けて運動トレーニングと体重コントロールを自ら望むようになった。これは1つの例であるが，このようにして各々のプログラムが有機的に結びつきつつあると筆者は感じている。また今回の取り組みの結果は患者自身にも伝えており，成果が上がることでポジティブなフィードバックがかかり，患者満足度も高くなったと思われる。さらに関係したスタッフにも同様のことが言え，現在もチームとしての取り組みを進めている。

　Olanzapineの治療経過中に生じる体重増加は高い累積投与量，短い罹病期間，投与開始1年後の良好な治療転帰，SSRIの併用，低いBMI，投与開始時の低い年齢と関係があると考えられているが，一定した結論は得られておらず，これらをもとに臨床的に有用性の高い予防策を考案することは困難である[21]。体重増加に対しての薬物療法も考えられているが，いまだ確かな結果が出ているわけではない[4,5,21,22]。現時点では，栄養指導，運動療法，疾病教育をうまく組み合わせるといったより広い視野に立った対策が必要であろう。また病初期から多くの患者にこれらの対策を取り入れるべきであろうと筆者は考えている。それにはチームとしての取り組みというスキルが必要である。

　Olanzapineが有効である患者がいることは間違いない。Olanzapineが体重増加，肥満や耐糖能異常を誘発することも事実である。この薬物の長所を生かしながら短所を抑えることで治療目標に近づくためには，よりスキルフルなチーム医療を考えていくことが今後必要であると思われる。

Ⅶ. 最　後　に

　この原稿を書いている最中（2006年7月）に，ドイツワールドカップサ

ッカーの決勝戦が行われ,イタリアが見事優勝した。今大会ほどチームのまとまりを要求された大会はなかったと思う。最も技術の高い選手を集めたブラジルは,チームとしてのまとまりに欠けたため敗退した。日本サッカー史上最強といわれたジーコジャパンもあっけなく敗れた。選手個々は精一杯戦っていたと思うが,試合を見ていて残念だったのは選手間で意識のずれが見て取れたことである。優勝したイタリア,開催国のドイツや上位に進出したチームは一丸となって戦っていた。

統合失調症という病はなかなかの難敵である。Olanzapineなどの第2,第3世代の抗精神病薬をうまく使いこなしながら,チームとして様々な戦略を用いて1つの流れを作り,いかに難敵に立ち向かっていくか。そのスキルをこれからも求められ,今後さらなる「知恵」を集積させることが必要となってくるであろう。

文　献

1) Allison, D. B., Mentore, J. L., Heo, M. et al. : Antipsychotic-induced weight gain : A comprehensive research synthesis. Am. J. Psychiatry, 156 : 1686-1696, 1999.
2) Allison, D. B., Casey, D. E. : Antipsychotic-induced weight gain : a review of the literature. J. Clin. Psychiatry, 62(suppl. 7) : 22-31, 2001.
3) 安宅勇人, 佐藤　聡, 山科　満他 : Olanzapine服用入院患者における体重・糖代謝・脂質代謝の検討. 精神科治療学, 18 : 939-945, 2003.
4) Birt, J. : Management of weight gain associated with antipsychotics. Ann. Clin. Psychiatry, 15 : 49-58, 2003.
5) Hester, E. K., Thrower, M. R. : Current opinions in the management of olanzapine-associated weight gain. Ann. Pharmacother., 39 : 302-310, 2005.
6) Ido, Y., Makino, J., Okushima, R. et al. : Factors on life-style-related disorders found in day-care schizophrenics. Aino Journal, 1 : 29-33, 2002.
7) 伊藤　裕 : 生活習慣病の新しいとらえ方―メタボリックドミノ. 日本薬剤師会雑誌, 56 : 417-423, 2004.
8) Jones, B., Basson, B. R., Walker, D. J. et al. : Weight change and atypical antipsychotic treatment in patients with schizophrenia. J. Clin. Psychiatry, 62(suppl. 2) : 41-44,

2001.
9) 厚生労働省ホームページ：平成16年国民健康・栄養調査結果の概要．(健康局総務課生活習慣病対策室)
10) Littrell, K. H., Hilligoss, N. M., Kirshner, C. D. et al. : The effects of an educational intervention on antipsychotic-induced weight gain. J. Nurs. Scholarsh., 35 : 237-241, 2003.
11) Menza, M., Vreeland, B., Minsky, S. et al. : Managing atypical antipsychotic-associated weight gain : 12-month data on a multimodal weight control program. J. Clin. Psychiatry, 65 : 471-477, 2004.
12) メタボリックシンドローム診断基準検討委員会：メタボリックシンドロームの定義と診断基準．日本内科学会雑誌, 94 : 794-809, 2005.
13) 長嶺敬彦：メタボリックシンドローム．抗精神病薬の「身体副作用」がわかる，pp. 60-63, 医学書院, 東京, 2006.
14) Newcomer, J.著, 青葉安里監訳：精神病の薬物治療と糖代謝不全, 糖尿病, 体重増加．臨床精神薬理, 5 : 911-925, 2002.
15) 岡村武彦, 小林伸一, 太田宗寛他：新規抗精神病薬単剤化に向けての試み．日精協誌, 24 : 68-73, 2005.
16) 岡村武彦, 菊山裕貴, 姫井昭男他：抗精神病薬単剤化と思いやり．臨床精神薬理, 8 : 649-655, 2005.
17) 岡村武彦, 菊山裕貴：QOL, アドヒアランスと抗精神病薬療法．臨床精神医学, 35 : 9-16, 2006.
18) Planansky, K. : Changes in weight in patients receiving a tranquilizing drug. Psychiatr. Q, 32 : 289-303, 1958.
19) Revicki, D. A., Genduso, L. A., Hamilton, S. H. et al. : Olanzapine versus haloperidol in the treatment of schizophrenia and other psychotic disorders : quality of life and clinical outcomes of a randomized clinical trial. Qual. Life Res., 8 : 417-426, 1999.
20) Sachs, G. S., Guille, C. : Weight gain associated with use of psychotropic medications. J. Clin. Psychiatry, 60(suppl. 21) : 16-19, 1999.
21) 佐々木幸哉, Anne Bille：Olanzapineと体重変化．臨床精神薬理, 8 : 925-936, 2005.
22) 精神科薬物療法研究会：抗精神病薬の急性副作用, A体重増加, 高脂血症, 糖尿病に対する治療アルゴリズム．統合失調症の薬物治療アルゴリズム, pp. 39-51, 医学書院, 東京, 2006.
23) 秀野武彦, 浅井邦彦, 大久保善朗他：慢性精神分裂病患者の肥満対策．精神科治療学,

12 : 1423-1429, 1997.
24) 田川恵子, 谷澤久之 : 抗精神病薬の副作用による体重増加と肥満対策としての栄養指導の有効性. 日本臨床栄養学会雑誌, 23 : 235-241, 2004.
25) Vreeland, B., Minsky, S., Menza, M. et al. : A program for managing weight gain associated with atypical antipsychotics. Psychiatr. Serv., 54 : 1155-1157, 2003.
26) Wirshing, D., Wirshing, W. C., Kysar, L. et al. : Novel antipsychotics : comparison of weight gain liabilities. J. Clin. Psychiatry, 60 : 358-363, 1999.

第6章

Olanzapine への切り替え
―みんなの笑顔を見たいから―

阿 部 佐 倉

I. は じ め に

　1996年に risperidone, 2001年に perospirone, quetiapine, olanzapine が,そして2006年には aripiprazole が新規抗精神病薬として臨床の場に導入され,統合失調症の治療の幅が広がった。最近では初発例や再発例における新規抗精神病薬単剤による有効性が報告されるようになり,急性期治療の第一選択薬として浸透してきている。

　一方,近年は日本特有とされる多剤大量療法の問題点が指摘され,新規抗精神病薬単剤による治療が推奨されているにもかかわらず単剤化は遅々として進んでいないように思われる。かつては多剤大量療法に伴う過鎮静を利用して,病院内で管理される患者が多かったが,患者の自立生活や社会復帰を目標とする現在の治療では,副作用が少なく認知機能の改善が期待される新規抗精神病薬へのスイッチング,そして単剤による治療が進められるべきである。新規抗精神病薬へのスイッチングについては,これまでも多くの戦略や技法が紹介されてきたが,本稿では olanzapine へのスイッチングについて具体的な症例を提示しながら,著者の経験から得た薬物療法のテクニックを中心に述べたいと思う。

　症状改善や副作用軽減だけではなく,患者,家族の QOL 向上を目指したスイッチングを推進するための一助にして頂ければ幸いである。

II. スイッチングにおいて olanzapine を使いこなすとは？

スイッチング技法については，一括置換法，漸減漸増法，上乗せ置換法などの方法や，各薬剤に適した開始用量と増量スピードについての多くの報告がある[15,17]。これらのバリエーションを習熟することはもちろんであるが，大切なことは，臨床センスを磨き，何をいつどのくらい増やし，何をどのタイミングで減らすか，感覚を研ぎ澄ませ全神経を集中させることである。

まずは，主治医交代の度に olanzapine へスイッチングが試みられたが，効果が発揮されないまま途中で断念され，他剤で不安定な状態のまま維持されたが，最終的に olanzapine 単剤で著効した症例を呈示し，成功の要因，スイッチング技法について検討する。

症例1　17歳，女性

家族歴：母が統合失調症。多剤大量療法から olanzapine 単剤に切り替えて安定。

病歴：X年1月から，四六時中自分の名前を呼ぶ声や「お前は馬鹿だ，生き埋めにするぞ，早くしろボケ」といった脅迫，命令，行為に注釈する形式の幻聴が出現。いらいらして物事に集中できず受診した。

治療経過その1（図1）：

［期間A（主治医A）］Bromperidol による治療で振戦，アカシジア，ジストニーが出現したため，sulpiride 200～300mg に最初から高プロラクチン血症予防の目的で terguride を併用して治療。幻聴は一時軽減したが動揺性がみられた。

［期間B（主治医B）］高校入学後に幻聴が増悪。不眠，不安が強くなり不登校となった。Sulpiride を1,400mg まで増量中に振戦が発現したため biperiden を併用した。Risperidone 2 mg が追加されたがアカシジアと

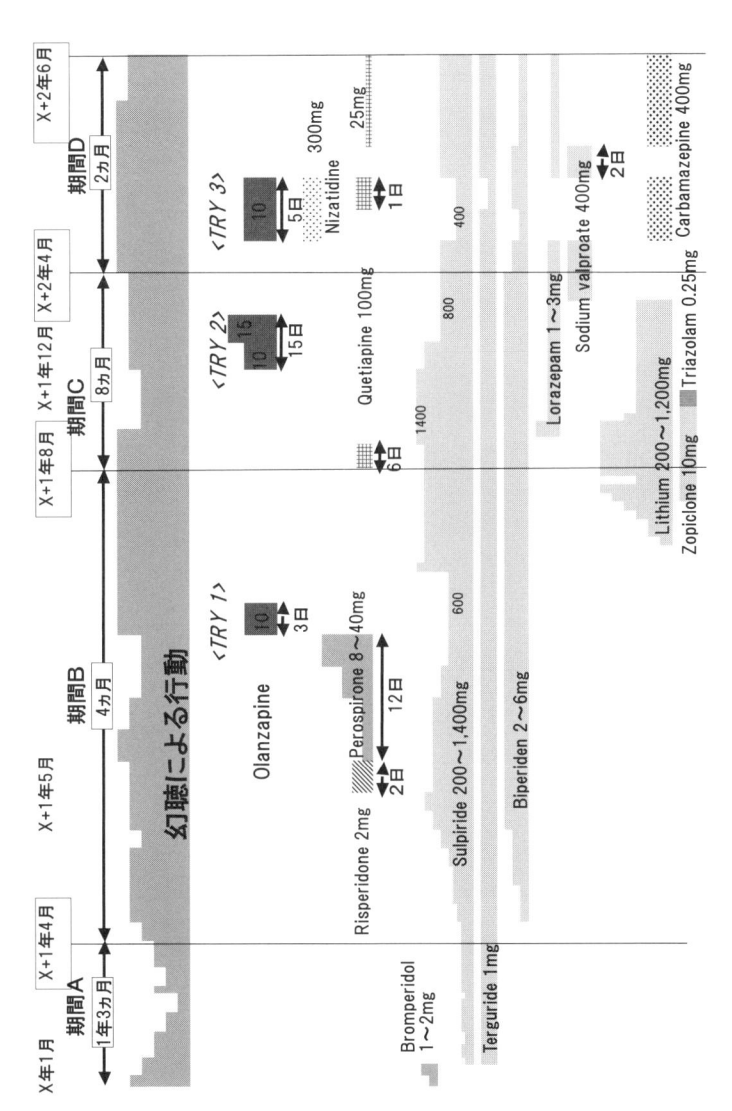

第 6 章　Olanzapine への切り替え　89

図 1　症例 1 経過図（その 1）

幻聴が悪化したため2日で断念してperospironeに変更し40mgまで増量した。やや効果がみられたが, 再び幻聴が悪化した時点でperospirone 40 mgを一度にolanzapine 10mgに置換した。その直後から眠気, 振戦, 頭痛が悪化したためolanzapineは3日間で中止されsulprideが増量された〈TRY1〉。しかし「寝ると死ぬぞ」などの幻聴が強いため外出できず, 引きこもりが増悪。頭痛, 不眠, アカシジアも持続した。Lithium carbonateが追加され短期間で増量されたが効果は乏しかった。

〈TRY1〉でのポイント

①Sulpirideやrisperidone, perospirone, olanzapineの効果判定期間が短過ぎた。

②Sulprideの短期間での減量やperospirone 40mgを一度に中断したことがolanzapine投与後の不快な症状やその後の状態不安定の持続に関連したかもしれない。

③抗不安薬の併用やolanzapineの投与量の調整を考慮するべきであった。

［期間C（主治医C）］主治医交代直後にquetiapine 100mgが併用されたが倦怠感のため即中止された。Sulprideの増量とlorazepamの併用で多少の効果が認められていた。症状がやや悪化した時点でolanzapineを10mgから15mgまで使用すると同時にsulprideを1,200mgから800mgに減量した。その直後から強い吐き気が生じたためolanzapineは15日間で中止された〈TRY2〉。

〈TRY2〉でのポイント

①吐き気はolanzapineの副作用よりも, sulpride減量の影響が考えられる。

②やはりolanzapineの観察期間が短過ぎる。用量調整や制吐剤の併用など投与を継続させる工夫が必要。

［期間D（主治医D）］主治医が交代した初回にbiperidenを減量, 2回目にsulprideの減量と同時にolanzapineを追加し最初から体重増加抑

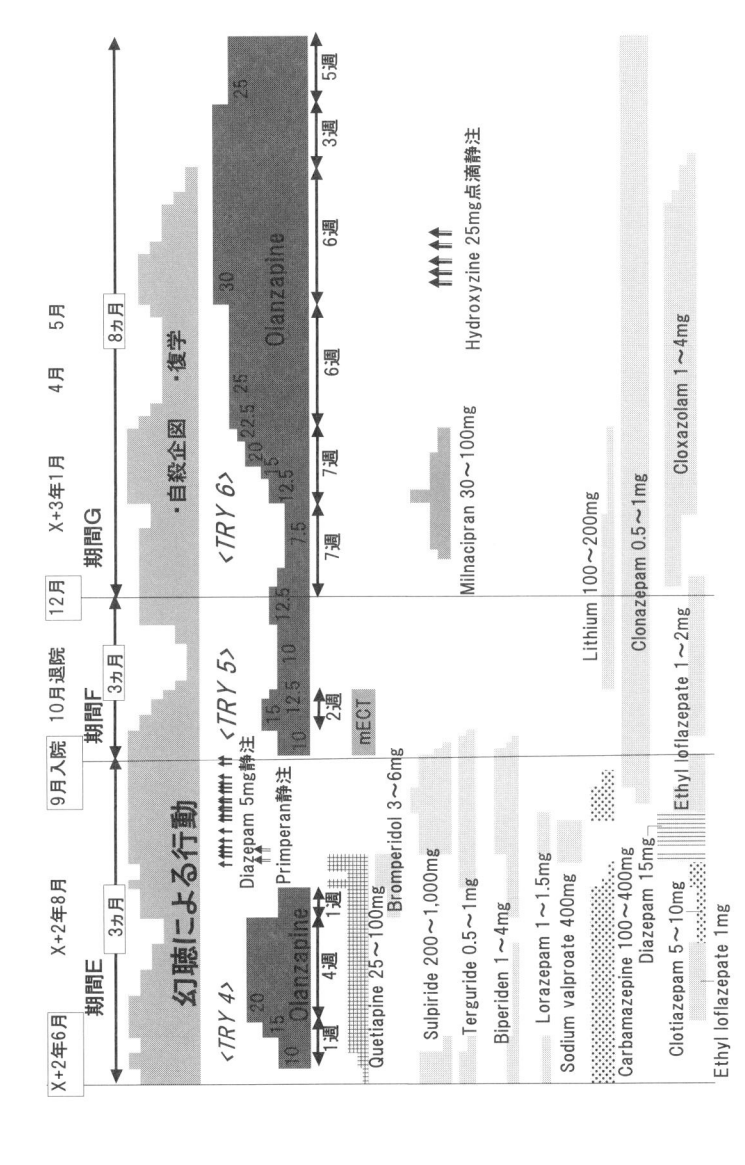

第6章 Olanzapineへの切り替え 91

図2 症例1 経過図（その2）

制を目的に nizatidine を併用した〈TRY 3〉。

　さらなる biperiden の減量，lorazepam の中止，感情調整剤の変更，quetiapine の追加が短期間でなされた。その直後から不安，振戦，吐き気がみられ，本人と家族の希望でほぼ元の薬剤に戻した。

〈TRY 3〉でのポイント

① 複数にわたる薬剤中止や変更により，離脱症状や副作用のリスクが高くなる。

② 追加薬剤の効果判定が難しくなるため，前治療薬の減量は原則1剤ずつにするべき。

③ スイッチング開始時には，十分に説明し，医師-患者関係を構築することが重要である。

　治療経過その2（図2）：

　［期間E（主治医D）］幻聴が強く行動が制限されているため，再び olanzapine 10mg が追加され1週間で20mg に増量された。Quetiapine も増量されたが，sulpiride や他の併用薬は急激に減量中止された。不安が悪化し，アカシジアと振戦が出現したが抗不安薬の追加で軽減。Olanzapine を20mg に増量した2週後に改善傾向がみられたが，再び悪化したことから1週間で減量中止された〈TRY 4〉。その後 bromperidol と quetiapine が短期間，次いで再び sulpiride が処方されたが，不眠，振戦，アカシジア，吐き気が強く，陽性症状も持続し，ついには連日受診となって diazepam を静注した。薬物療法に限界を感じ ECT 以外にないと判断されて入院となった。

〈TRY 4〉でのポイント

① TRY 4 では比較的長く olanzapine が投与され効果も認められたが，悪化傾向があるとあっさり他剤に変更された。多少の動揺はねばって経過をみることも必要である。

② 急激で頻回な薬剤の変更は状態を複雑にし，過去に多少効果があった薬剤を再投与しても効果発現に時間がかかる。

③Olanzapine の急激な減量も慎むべきであった。

　[期間 F（主治医 D）] 入院直後から mECT が開始され，同時に olanzapine が10mg で再開され15mg まで増量されたが，幻聴の軽減とともに早期に10mg に減量された〈TRY 5〉。計 9 回の ECT 施行後に lithium carbonate 200mg が追加された。1 ヵ月で退院したが 4 週間しか安定せず，olanzapine が12.5mg に増量された。しかし改善なく再び ECT が提案されたが，同治療への恐怖心から本人の希望で主治医の交代となった。

〈TRY 5〉でのポイント

①ECT は多少効果があったが，olanzapine の減量が早過ぎたかもしれない。

②後の本人の話では，幻聴が強く苦しかったが ECT が恐くて医師には話せなかったとのこと。改めて医師−患者関係やインフォームドコンセントの重要性を感じた。

　[期間 G（主治医筆者）] 随時血糖値が140mg/dl とやや高めであったため olanzapine を減量して cloxazolam を追加し，症状だけではなく生活の困難に焦点をあて支持的アプローチを強化した。さらに抑うつ傾向と幻聴に強迫性が感じられたため milnacipran を追加増量したが効果は持続せず，自殺企図も認められた。そこで olanzapine を十分量使用することに了承を得たうえで増量を開始した。20mg を超えた頃から改善の兆候がみられ，25mg に増量してからは意欲的となり高校に復学した。しかし復学 1 ヵ月後から再び幻聴が悪化したため，olanzapine を30mg に増量し，hydroxyzine を点滴静注した。増量 2〜3 週後から改善傾向がみられ，6 週後には幻聴が消失した。その後眠気と構音障害がみられたが，cloxazolam を漸減中止し，olanzapine を25mg に減量することにより改善した。その後，精神状態の悪化はなく安定した状態が続いている。

III. 使いこなすためのテクニック

症例1から得たスイッチング時の注意点をまとめてみると以下の項目が抽出される。これらのポイントを，使いこなすためのテクニックとして症例を呈示しながら解説する。

1. スイッチング時の問題
1) 前薬の減量の仕方，減量スピード

前薬の減量時には離脱症状[8,21]に関する知識と細心の観察が必要である。前薬が多剤大量である場合，一般的には抗精神病薬の総投与量をchlorpromazine（CPZ）換算で1,000～2,000mg以下に減量することが推奨されている[4]。しかし，CPZ換算2,000mg以上の抗精神病薬で状態が安定しない難治例でも，最初からolanzapineを上乗せし，十分量まで増量しつつゆっくり時間をかけて前治療薬を減量することで驚くほど安定してくる症例もある[7]。また，複数の前治療薬を等価換算で1種類に整理することが，スイッチングを簡単に進めるための技術として用いられることもあるが，それ自体に離脱症状や症状の動揺が生じる危険性があり，さらには服薬感も変化する可能性があるので注意を要する。

減量スピードに関して，一般に25％ずつまたは1～2週間毎にCPZ換算100mgずつ行うという報告[18]もあるが，離脱症状を起こさないために細心の注意を払いながら，さらにゆっくり時間をかけて減量するべきである[10,16]。特に長期間にわたり大量投与がなされてきた症例，激しい興奮や自殺企図のあった症例，強いジスキネジアのある症例では，数年をかけて切り替える位の覚悟が必要である。こういう場合は忍容性が高く早期に有効量まで増量できるolanzapineは有用である。

以下に，多剤大量から約4年の歳月をかけたスイッチング例を提示する。

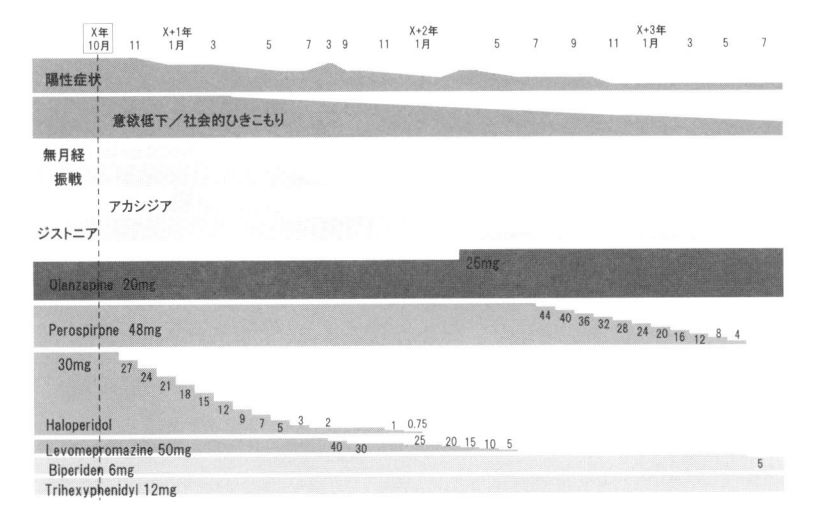

第6章　Olanzapineへの切り替え　95

図3　症例2経過図

症例2　23歳，女性

家族歴：父方祖父が統合失調症，父が糖尿病。

病歴：小学5年生頃から幻聴があり，被害的で自宅に閉じこもりがちであった。15歳頃から入浴せず不眠も強くなり，X−5年11月からA精神科病院で治療を受けた。Haloperidolとphenothiazine系抗精神病薬で治療されたが，幻聴は持続し奇異な行動や家族への暴力も出現。X−4年11月，幻聴に左右され大量服用しA病院に3ヵ月間入院したが寛解せず，退院後も幻聴は続き，引きこもった生活をしていた。X−1年1月，「周りの皆が悪口を言う，苦しくて死にたい」と焼身自殺を図り，興奮状態でB総合病院精神科に入院し，植皮術を受けた。入院後も壁や便器に頭を打ち付ける，洗剤を飲む，トイレに立て籠るなどの行動が持続し，身体拘束，保護室使用が繰り返された。Haloperidol大量にrisperidoneやperospironeが追加されたが改善なく，6月中旬から食事摂取不良となり計9回のmECTが施行されたが，症状は不変でナイフを振り回すなどの行動が続いた。9月中旬からolanzapine 10mgが追加投与され短期間で20mgに増

量された．行動面は落ち着いたため同年11月下旬に退院し，B病院に通院していたが，X年10月筆者の所に転医した．

転医後経過：初診時，表情は乏しく，時に不自然な笑みを浮かべ，話し方は子供っぽく，動作は緩慢であった．幻聴・被害関係妄想・考想伝播などの陽性症状が残存し，「目が挙がるから外出しない」「ボーっとして寝ていることが多い」「何回も読まないと本が頭に入らない．文字だけで中味が入って来ない」「テレビの音で本が読めない」など陰性症状，認知障害があり，眠気，振戦，眼球上転，無月経，乳汁分泌などの副作用も認めた．転医時の処方は，①haloperidol（3）6錠，perospirone（4）12錠，biperiden（1）6錠，trihexyphenidyl（2）6錠，以上食後分3，②haloperidol（3）4錠，levomepromadine（25）2錠，olanzapine（10）2錠，以上就寝前，以上に加え，大量の下剤と胃薬が約1年間継続して投与されていた．Olanzapine追加後に安定していたことから，処方目標をolanzapine（10）2錠とし，錐体外路系副作用が強いため，先ずはhaloperidolから，続いてlevomepromadine，perospirone，最後に抗コリン薬の順番に2～3年かけてスイッチングすることとした．なお，糖尿病の家族歴があるため毎回血糖チェックを予定した．

他剤減量後経過（図3）：Haloperidol 3 mg/日の減量から開始し，その後1回あたりに減量する量をさらに少なくした．途中リバウンドアカシジアが出現したが自然に消失．陽性症状の悪化が2回みられたが，一度目は減量の休止，二度目はolanzapineの増量で改善した．X+2年11月，子供っぽいが表情は自然で疎通も良好となり幻聴や考想伝播は軽減した．「頭にまだ入らないけど新聞を読むようになりました．家事も手伝います」と，引きこもりがちではあったが，家庭内では自発性も出てきた．X+3年6月にはolanzapine単剤となり，7月から抗コリン薬の減量を開始．社会との交流は乏しいが，子供っぽさが減じ診察時は年齢相応の印象を与えるようになった．9月からデイケア参加を目標に地元の病院に転医した．

2）症状の動揺・離脱症状に対する対策

スイッチング中の症状の動揺には，スイッチングを一時休止し観察する，olanzapineを増量する，補助薬を使用する，精神療法的アプローチを強化するなどの対応がある。一般に前治療薬を1～2段階前の用量に戻し，安定したら減量を再開するという方法があるが，すでに新規抗精神病薬を承認最大用量まで用いている場合でも，さらに速やかに増量する方が患者の未来には有益であろう。増量に抵抗がある場合は，単剤化の精神には反するが，loose bindingなquetiapine少量（50～150mg）を一時的に併用することも有用である。不安・興奮・抑うつなど，多少の揺らぎに対しては抗精神病薬を追加せずベンゾジアゼピン系の補助薬で対応する。薬剤性緊張病症候群とでも言うべき状態に陥り悪性症候群の発現が危惧されるような場合には思いきった中断も必要である。

　低力価薬の減量時には抗コリン性の離脱症状が問題となる。そのような離脱症状を生じさせない減薬スピードが大切であり，抗コリン薬で対応するべきではない。Olanzapineには抗コリン作用があり，リスクが少ないとはいえ前治療薬の焦った減量は慎むべきである。

　高力価薬の減量では超過敏性精神病などのリバウンド精神病やリバウンド錐体外路症状が問題となる。これも基本はリバウンド症状を生じさせない減量スピードが重要であるが，必要ならばベンゾジアゼピン（clonazepamなど）で対処し，経過観察するべきである。

2．Olanzapineの開始用量と増量スピード―効果的な細粒剤の使い方―

　スイッチングを進めるにあたり，薬剤自体または薬剤変更に過敏な患者では2.5mg錠の追加でも不調を訴えることがある。そのような場合には細粒を用いて0.5～1mg単位で調整するという方法がある。次にそのようなケースで，スイッチングの最大の恩恵とも言えるストレス対処能が向上し，さらに長年持続していたジスキネジアも改善した症例を示す。薬剤に敏感で不安が強いケースでは少量からスタートし時間をかけて増量することが大切である。

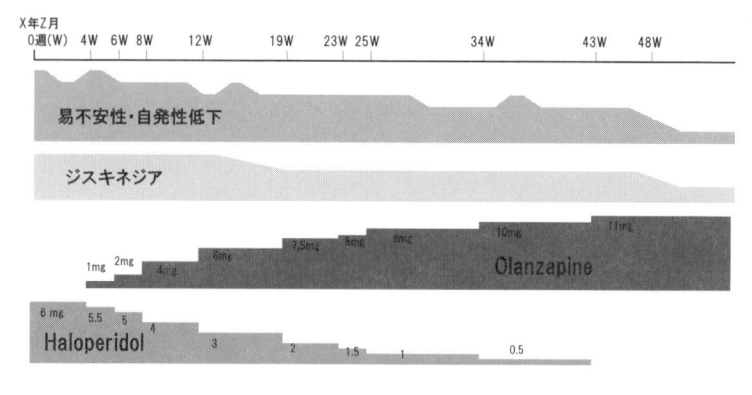

図4 症例3経過図

症例3 45歳，男性

病歴：23歳時，幻覚妄想状態で発症。4回の入院歴がある。34歳に退院した後は，感情鈍麻，自発性低下が強く引きこもった状態が続き，些細なことで不安，不眠が増悪し，混乱するといった状態を繰り返していた。X－8年Y月時点では，①haloperidol 18mg，sulpiride 1,500mg，levomepromazine 200mg，thioridazine 150mg，carbamazepine 900mg，biperiden 6 mg，trihexyphenidyl 6 mg（全て細粒）食後分3，②nitrazepam 5 mg，flunitrazepam 2 mg，levomepromazine100mg，promethazine 25mg 就寝前，に下剤3種類が加わる多剤大量投与であった。時間をかけ少しずつ減量したが，症状は動揺性で抑うつ・不安も生じ易いため amoxapine 75mg，mianserin 30mg を一時的に追加した。口周囲のジスキネジアも出現しており，状態の安定を目的にスイッチングを試み，olanzapine 2.5mg 錠や risperidone 細粒0.5mg など少量を追加したが，「何か不安だ」「頭が冴える」「眠りが浅くなった」「カーッとなる」との訴えがあり断念していた。明らかなストレス要因があるにもかかわらず，少量の減量で「落ち着かないのは薬が減ったせいだ」と薬の変更に敏感であった。診察時には必要に応じ精神保健福祉士や地域の保健師も関わり，不安はストレスによるものであること，心配になるのは無理もないことを繰り返し説明したが，「俺

には能力がない」などと自信喪失しているため,「ドパミン神経系のアンバランスでストレスに弱くなっていること」「この状態は薬の変更で改善する可能性があること」を説明し,先ずは前薬の減量のみを試みた。X 年 Z 月の時点で,①haloperidol 6 mg, thioridazine 20mg, carbamazepine 200 mg, trihexyphenidyl 6 mg(以上全て細粒）食後分 3,②nitrazepam 5 mg, flunitrazepam 2 mg, levomepromazine 10mg 就寝前まで減量した。大分身体は楽になったと言うものの,ジスキネジアは残り,「朝起きられない」「飽き易い」「やる気が起きない」と毎回のように訴え,相変わらず些細な地域の用足しで不安となる,家業の多忙期になると落ち着かなくなるなど,セルフモニタリング能力やストレス耐性の低さが持続していた。

スイッチング経過（図 4）：この状態は新規抗精神病薬にスイッチングした方が改善する可能性があることを,ジスキネジア発現率の低さ,再発予防効果,認知機能改善効果を含めながら説明し,「脳が薬の変化に気付かない程度に,耳かき半分位のごく微量ずつゆっくり置き換える。大丈夫だ,まかせろ」と保証した。先ずは,不安が強くなるからと20mg から減量できずにいた thioridazine を diazepam 細粒に漸減漸増で置き換え,次に haloperidol 0.5～1 mg を olanzapine 1～2 mg に細粒を用いて漸減漸増で置き換えた。等価換算では olanzapine の方が多めであるが,これは絶対再発させないためと,スイッチング開始時から olanzapine の抗不安効果[12,19]およびジスキネジアの軽減効果が実感できる[1,9]可能性があると考えたからである。少しでも不調を訴えた時はスイッチングを進めず,最低 2 回は安定が続き,さらに同意が得られた時にのみ変更することを原則としたところ,次第に変更直後の不調の訴えが少なくなり,自主的に「変更すすめていいよ」とか「今はしない方がよいな」と治療に参加してくれるようになった。「くよくよ細かいことを悩まなくなった」とストレス耐性も増し,家業の手伝いや地域活動に参加しても疲れを訴えなくなり,ジスキネジアも普段はみられなくなっている。今後は抗コリン薬,抗不安薬,感情調整薬を,少しずつ時間を掛けて減量する予定である。

表1 主に使用する補助治療薬

1．抗不安薬
　①ベンゾジアゼピン（不安，焦燥，興奮，軽い抑うつ，アカシジア）
　　Ⅰ．Lorazepam
　　Ⅱ．Clonazepam（アカシジア）
　　Ⅲ．Bromazepam
　　Ⅳ．Cloxazolam
　　Ⅴ．Alprazolam（パニック，知覚変容発作）
　②Hydroxyzine（不安，アカシジア）
　③Tandospirone（不安，軽い抑うつ）
2．感情調整薬
　①Valproic acid
　②Lithium carbonate（最近個人的には carbamazepine はあまり使わない）
　③Zonisamide
3．β-blocker
　①Propranolol（アカシジア，抗不安薬や感情調整薬で効果不十分な興奮）
4．他の抗精神病薬
　①Quetiapine（スイッチング時の一時的揺らぎ，他剤無効の不眠）
　②Zotepine（最近はあまり使わない）
5．抗うつ薬
　SSRI，SNRI，trazodone（不眠），mianserin

3．効果判定および観察期間

症例1では olanzapine に限らず，観察期間が短過ぎ，初期に副作用の訴えがあったり，症状の改善効果がみられないと判断されれば，すぐに他剤に変更され「難治」のレッテルが貼られた。Expert Consensus Guideline では，ほとんどあるいは全く無反応でも3〜6週，部分的反応があれば4〜8週，スイッチングの場合など2番目の薬剤では5〜11週の観察期間を推奨している[2]。「Olanzapine が効かない」と判定する以前に，様々なテクニックを駆使して単剤化の達成とその維持をするべきである。なお，olanzapine による眠気は，効果発現の兆候の場合がある。患者にも十分説明し，理解してもらう必要がある。

4．スイッチングする前薬の順序―高力価，低力価どちらから減量すべきか―

前薬に高力価薬と低力価薬が併用されている場合，どちらから漸減中止するべきか。当初は，スイッチングが比較的簡単な高力価から減量すべきであるという意見が多かったが，その後はスイッチング初期には医師やスタッフも十分注意観察するはずであるという理由から，抗コリン性離脱に注意するべき低力価薬からの開始が推奨されている[11]。しかし，高力価，低力価いずれから切り替えるにせよ，しっかり注意・観察さえすればどちらからでもよいと考えている。例えば錐体外路症状が問題となっている患者であれば高力価から，過鎮静が問題ならば低力価から減量すればよい。大切なことは，いかなる理由で，どのような目的を持って治療薬を切り替えようとするかである。

5．Olanzapine の効果が不十分な時の対策―スキルフルな補助薬の使用―

補助治療薬の併用はスイッチング過程での症状の動揺，興奮，不安，離脱症状のみならず，スイッチング後も目覚め現象，抑うつや強迫などの併存症状を緩和するために必要となる。抗精神病薬は単剤が基本であり，併用薬は主剤である抗精神病薬の主作用を損なわないことが原則となる[20]。表1に筆者が用いている補助薬をまとめた。抗不安薬では lorazepam を基本とし，興奮が強い場合には 9 mg 程度までは使用している。持続的に不安を抑えたい時には bromazepam や cloxazolam，アカシジアやジスキネジアなどの錐体外路症状やレストレスレッグ症候群がある症例では clonazepam を用いる。それでもアカシジアや不安が強い時には hydroxyzine を併用している。感情調整薬は valproic acid が基本である。Carbamazepine は olanzapine の血中濃度を下げる可能性や湿疹が生じ易いためあまり用いていない。1,200mg 以上の valproic acid でもコントロール不良の時は抗てんかん薬 zonisamide が[6]，また抗不安薬や感情調整薬で興奮がコントロールできない症例には β–blocker である propranolol が有効なこともある。他の抗精神病薬は原則として用いないことが望ましいが，前述し

表2　より Olanzapine の benefit を引き出すために

- ■Olanzapine の特徴を知る
- ■単剤化が基本
  - ●単剤にしてはじめて効果が出現することも多い
  - ●スイッチング時は前薬・併用薬の中止方法が大切
- ■開始用量・至適用量の検討
- ■観察期間
- ■医師-患者関係
- ■心理・社会療法の併用
- ■ケースによっては他剤の付加，補助薬
  - ●Augmentation，コンビネーション療法
- ■常に risk/benefit を検討
  - ●随伴症状・副作用には過敏に細心の注意を
  - ●特に糖尿病は絶対出さないとの思いが必要

たように一時的になら少量の quetiapine が有用なこともある。新規薬単剤で解決しない抑うつ状態には積極的に抗うつ薬を用いるべきである。また治療抵抗性の幻聴には強迫傾向が存在することもあり，SSRI が効果的なことがある。不眠には levomepromazine などを用いるより trazodone を併用する方が主剤の作用を損なわないであろう。

6．医師-患者関係と医師の信念―スイッチングの目的と意義の保持および患者・家族との共有―

スイッチングの前提として医師-患者関係の構築が何より重要である。

スイッチングの意義や対象症例については，これまでにも多くの優れた総説や論文が書かれている[3,5,13]ので，ここで詳細は述べないが，スイッチングを行う最大の目的とは，単に新規抗精神病薬に抗幻覚妄想作用や陰性症状の改善，副作用の軽減を求めるだけではなく，まさに脳機能改善薬として，認知機能の改善，ストレス対処能や服薬アドヒアランスの向上を期待し，患者，家族の QOL を改善するためなのである[14]。

Ⅳ. 最後に—より olanzapine の効果を引き出すために—

 Olanzapine を使いこなすために前提となるポイントを表2にまとめた。薬理学的知識やエビデンスは大切であるが，それだけでは治療は上手くいかない。目の前の患者を愛し，新規薬単剤の治療でさらなる高みに行けるはずだとの信念でスイッチングを完遂させるという揺らがぬ意志を持ち，科学を踏まえつつも美しい処方箋のための職人的な薬物療法や心打つムンテラのテクニックといったアートを磨き，判断・選択に迷ったら何がその患者の未来に繋がるかを常に考えながら患者の治療に当たらなければならない。

 この愛・信念・意志・アート・未来こそが olanzapine をはじめとした新規抗精神病薬を使いこなすための基本的信条であろう。

 患者や家族だけではなく，医師および病院スタッフを含めた全員共通の治療ゴールはみんなの「笑顔」である。

文　献

1) Almeida, O. P. : Olanzapine for the treatment of tardive dyskinesia. J. Clin. Psychiatry, 59 : 380-381, 1998.
2) Expert Consensus Guideline : Optimizing : Pharmacologic Treatment of Psychotic Disorders. J. Clin. Psychiatry, 64 (suppl. 12) : 2003.
3) 藤井康男：分裂病薬物治療の新時代. ライフサイエンス, 東京, 2000.
4) 藤井康男, 髙橋道宏：前治療薬から olanzapine への切り替え試験—48週までの解析結果. 臨床精神薬理, 7 : 1519-1548, 2004.
5) Ganguli, R. : Rationale and strategies for switching antipsychotics. Am. J. Health Syst. Pharm., 5(Suppl. 8) : S22-26, 2002.
6) Kanba, S., Yagi, G., Kamijima, K. et al. : The first open study of zonisamide, a novel anticonvulsant, shows efficacy in mania. Prog. Neuropsychopharmacol. Biol. Psychiatry, 18 : 707-715, 1994.
7) Karagianis, J. L., Ledrew, K. K., Walker, D. J. : Switching treatment-resistant patients with schizophrenia or schizoaffective disorder to olanzapine : A one-year open-label

study with five-year follow-up. Curr. Med. Res. Opin., 19 : 473-480, 2003.
8) 加藤正樹, 奥川 学, 木下利彦：抗精神病薬による離脱症候群. 臨床精神薬理, 7 : 787-792, 2004.
9) Kinon, B. J., Jeste, D. V., Kollack-Walker, S. et al. : Olanzapine treatment for tardive dyskinesia in schizophrenia patients : a prospective clinical trial with patients randomized to blinded dose reduction periods. Prog. Neuropsychopharmacol. Biol. Psychiatry, 28 : 985-996, 2004.
10) Lambert, T. : 非定型抗精神病薬への切り替えにおける留意点と方法. 新規抗精神病薬への切り替えにおける実践上の問題点. 臨床精神薬理, 4 : 687-693, 2001.
11) Lambert, T. J. R. (監訳/村崎光邦) : 抗精神病薬の切り換えと QOL. 臨床精神薬理, 6 : 1071-1082, 2003.
12) Littrell, K. H., Petty, R. G., Hilligoss, N. M. et al. : The effect of olanzapine on anxiety among patients with schizophrenia : preliminary findings. J. Clin. Psychopharmacol., 23 : 523-525, 2003.
13) 宮本聖也, 大木美香：抗精神病薬の選択と多剤併用. 臨床精神薬理, 5 : 843-854, 2002.
14) 宮田量治：長期在院患者の退院促進と抗精神病薬のスイッチング. 精神経誌, 107 : 75-81, 2005.
15) 宮田量治：スイッチングはコペルニクス的転回なのか?―第二世代抗精神病薬へのスイッチング目的と意義. 臨床精神薬理, 9 : 819-827, 2006.
16) 助川鶴平：多剤併用大量投与の減量単剤化の方法. 臨床精神薬理, 8 : 137-144, 2005.
17) 鈴木健文, 内田裕之, 渡邊衡一郎他：抗精神病薬多剤併用療法に対する減量・減薬の試み―対応ガイドライン. 精神科治療学, 18 : 899-906, 2003.
18) 田島 治：非定型抗精神病薬の現状と切り替えの方法―単剤療法の可能性を探る. 臨床精神薬理, 7 : 1483-1494, 2004.
19) Tollefson, G. D., Sanger, T. M., Beasley, C. M. et al. : A double-blind, controlled comparison of the novel antipsychotic olanzapine versus haloperidol or placebo on anxious and depressive symptoms accompanying schizophrenia. Biol. Psychiatry, 43 : 803-810, 1998.
20) 堤祐一郎：Olanzapine を使いこなす 第2回 急性期治療の選択肢としての olanzapine. 臨床精神薬理, 9 : 1449-1457, 2006.
21) Weiden, P. J., Aquila, R., Dalheim, L. et al. : Switching antipsychotic medications. J. Clin. Psychiatry, 58 (suppl. 10) : 63-72, 1997.

第7章

治療困難な統合失調症に対する olanzapine 単剤療法

川 上 宏 人

I. は じ め に

　治療がうまくいかない患者の特徴として，以下のようなものがある。それは，①薬物に十分反応しない，②副作用が出やすい，③症状がぶり返したり，急に具合が悪くなったりする，④暴力的で，たびたび病棟内で問題を起こす，⑤身体の具合が悪くなりやすい，などである。

　いわゆる治療抵抗性患者は常に一定の割合で存在しており，本邦では clozapine が使用できないこともあって，その薬物治療は難渋を極めたものとなるが，その一方で，さまざまな背景から見かけ上の治療抵抗性が作られているのも事実である。非定型抗精神病薬の単剤治療は，その効果と副作用の少なさから見かけ上の治療抵抗性を生み出しにくい手段の1つであるが，なかでも olanzapine は，大規模臨床試験や，他の抗精神病薬との比較結果などからも clozapine に次ぐ効果を有するものと位置づけられており，その効果には期待ができる。

　今回は，治療が難航する症例に対して olanzapine の単剤療法を行うための方法について検討する。

II. 治療抵抗性とは

1. 治療抵抗性の定義

治療抵抗性とは，複数の抗精神病薬（単剤）を，十分な量，十分な期間投与したにもかかわらず改善が得られないことである。Kaneら[10]は，clozapineを投与する条件としての治療抵抗性を以下のように定義した。それは，①過去5年間に少なくとも3種類の抗精神病薬（2つ以上の異なった化学クラスから選択されたもの）による治療を受けたにもかかわらず良好な反応を示した時期がなかった，②抗精神病薬はそれぞれ6週間以上にわたり，chlorpromazine換算で1,000mg/日以上投与されていた，③3種類のうち2種類は過去2.5年以内に行われたものである，④現在の精神病エピソードが2.5年以上持続している，というものである。

2. 治療抵抗性を作り出さないための注意点

十分な期間，十分な量を使用しないと効果の判定はできない，ということは分かっていても，実際はさまざまな理由から処方の変更や中断を余儀なくされてしまう。治療自体の問題点を見抜けないために，結果として治療抵抗性になってしまう患者も少なくない[12,20]。以下に薬物療法がうまくいかない場合の問題点を挙げてみる。

1）投与期間・量

Texas Implementation of Medical Algorithms（TIMA）2003年版[22]では，それぞれの抗精神病薬について，開始後1週間で維持量に増量し，その後4週での効果判定を行うとしている。とはいえ，症状の激しい患者にはそんなに待っていられないのが現実である。

2）ノンコンプライアンス・副作用

抗精神病薬の場合，不快な副作用や薬物に対する妄想的な解釈などから

表1 見かけ上の治療抵抗性を作りにくい薬物の特徴

①精神症状への効果がある
②十分な投与量に増量するまでの期間が短い
③不快な副作用が出にくい
④衝動性・攻撃性への効果が期待できる

ノンコンプライアンスとなるため，治療が難航する原因としての存在は大きい[5,20]。また，抗精神病薬には錐体外路症状や体重増加，眠気だけでなく，イレウス，肝機能障害，耐糖能異常，けいれん，骨髄抑制など[8]の副作用もあり，なかには患者の生命を危うくしかねないものもあり，十分な注意が必要である。

3）多剤併用

幻覚・妄想や器質的な背景のため，衝動のコントロールがつかずに問題行動や再燃を繰り返す患者に対しては，鎮静や気分の安定が求められるため多剤大量になりやすい。また，アルコールや薬物などへの依存，多飲水なども予期せぬ症状の悪化の原因となりうる[29]が，しばしば見逃されやすく，いたずらに薬物が増えるだけとなりうる。

多剤併用が単剤に勝るというエビデンスはなく[9]，投与量を増やしても効果は頭打ちになり，副作用の発現率が増える[26]のみとなるだけでなく，多くの弊害を伴うものである[6,31]ことも忘れてはならない。

3．治療抵抗性を作り出さない薬物の特徴

見かけ上の治療抵抗性を発生しにくい抗精神病薬は表1のような特徴を持っている。これらの要素を揃えている薬物は，急性期から慢性期に至るまでの幅広い患者に対して効果があり，単剤での継続使用がしやすく，多剤併用処方からの切り替えも容易であると言える。

ただし，治療のすべての場面を単剤で乗り切るという考えも極端である。現に，海外[23]でも10～20％ほどの割合で併用が行われており，TIMAでも，攻撃性などには必要に応じて定型抗精神病薬の併用を行うとしてい

る。単剤治療が適正に行えるようになるまでは，一時的な鎮静目的での抗精神病薬やベンゾジアゼピン系薬物の使用（経口もしくは注射），電気けいれん療法などといった対応も必要となる。

III. Olanzapine の可能性

では，olanzapine は表1の特徴をどの程度持っているのであろうか。海外での大規模臨床試験や国内での切り替え試験などの結果から検討してみたい。

1. Clinical Antipsychotic Trials of Intervention Effectiveness (CATIE) study[16,18,27]

CATIE study の第 I 相試験[16]では，olanzapine, quetiapine, risperidone, ziprasidone と perphenazine による比較が行われ，olanzapine が中断率の低さ，症状への効果で他の薬物に勝っていたが，同時に体重増加や耐糖能異常など副作用のリスクも高いことが示された。

第 II 相試験のうち，効果不十分を理由に中断となった99例を対象に行われた有効性試験[18]では，clozapine と olanzapine, quetiapine, risperidone との比較が行われ，olanzapine は中断率，治療中止までの期間，Positive And Negative Syndrome Scale（陽性・陰性症状評価尺度：PANSS）評点の改善などで clozapine に次ぐ結果であった。また，主に不耐性のために中断となった444例に対して行われた忍容性試験[27]では，olanzapine, quetiapine, risperidone と ziprasidone への比較が行われ，中断までの期間は olanzapine 群と risperidone 群が有意に長く，副作用による中断では有意差はなかった。Olanzapine 群は，PANSS 評点，陽性症状の改善において他の3剤より有意に改善度が高かった。

2. Kinonら[14]の報告

安定している統合失調症患者209例に対するolanzapine 10mgへの切り替え試験で，①前薬の急速中止/olanzapineの急速開始，②前薬の急速中止/olanzapineの漸増，③前薬の漸減/olanzapineの急速開始，④前薬の漸減/olanzapineの漸増の4つの切り替え方法による比較が行われた。いずれの方法でも症状の改善もしくは悪化しないことが認められ，有害事象にも目立ったものはなかった。

3. 国内での切り替え試験[7]

多施設によるolanzapine 10mgへの切り替え試験が行われ，110例のうち8週間の切り替え期間を完了したのは95例（86.4％）であった。脱落した15例のうち，精神症状の悪化による中断は2例，錐体外路症状の悪化による中断は2例，眠気，体重増加，食欲亢進が1例ずつであった。Drug-Induced Extra-Pyramidal Symptoms Scale（薬原性錐体外路症状評価尺度：DIEPSS）やBrief Psychiatric Rating Scale（簡易精神症状評価尺度：BPRS）の合計点，項目別の評点についても改善が認められた。

4. 山梨県立北病院での使用経験

宮田[25]は，山梨県立北病院における長期入院患者の転帰と非定型抗精神病薬への切り替えの関係について調査をしているが，olanzapineへの切り替えは他の薬物に比べて完了率（8週間の継続投与）が高く，退院できた症例数も多かった。また，川上[13]も治療抵抗性統合失調症患者2例に対して他の抗精神病薬からolanzapine高用量への切り替え（1例は一気に変更，1例は交差）を行っているが，いずれにも切り替えに伴う有害事象の発現はなく，精神症状にも改善が見られている。

表 2 抗精神病薬の年度別の投与量（文献 3 より一部改変）

薬物	1997 (n=6,549)	1998 (n=5,910)	1999 (n=5,603)	2000 (n=5,102)	2001 (n=5,221)	2002 (n=5,086)	2003 (n=4,961)
chlorpromazine	719.2±592.1	689.5±576.8	699.2±620.0	592.5±457.5	475.5±436.3	385.6±388.5	387.2±365.8
	80(18.2)	58(17.6)	43(16.3)	23(11.7)	13(5.5)	11(4.7)	7(3.5)
fluphenazine	20.9±14.4	19.7±14.4	19.0±13.8	17.6±12.5	16.0±13.8	15.5±13.9	15.0±12.6
	211(33.1)	153(27.1)	121(25.4)	91(20.5)	79(17.8)	74(17.1)	87(19.7)
haloperidol	20.5±17.5	19.1±16.9	18.0±15.2	17.2±13.4	15.0±12.9	14.1±11.2	14.0±11.7
	369(30.3)	299(27.0)	248(24.0)	172(19.4)	161(18.2)	137(15.4)	133(15.6)
clozapine	573.2±364.3	565.3±378.8	554.4±321.4	518.6±270.3	504.7±258.0	508.2±263.7	495.0±251.9
	299(38.4)	369(36.9)	343(33.2)	327(31.9)	252(27.8)	234(27.6)	269(28.6)
risperidone	7.0±4.8	6.4±4.1	6.3±3.8	5.6±3.3	5.0±3.2	4.9±3.0	4.5±2.9
	273(21.3)	246(15.2)	220(13.4)	140(8.4)	110(6.1)	87(5.3)	69(4.6)
olanzapine	17.4±8.8	19.4±9.8	19.7±10.3	18.5±8.5	19.1±9.5	20.2±9.6	22.5±11.6
	570(49.5)	973(59.0)	1052(61.6)	1025(58.0)	1197(63.3)	1269(68.7)	1249(73.0)
quetiapine		313.7±199.3	461.7±277.1	439.1±274.9	518.8±293.0	568.8±325.6	597.7±323.8
		27(10.1)	115(32.9)	196(32.9)	400(46.6)	519(53.0)	518(55.8)
ziprasidone					105.4±54.2	120.5±50.7	135.0±57.9
					4(4.1)	25(11.7)	74(21.1)
aripiprazole							22.4±11.0
							293(57.1)

上段は投与量，下段は推奨用量より高用量が投与されている人数と割合

Ⅳ．Olanzapine 高用量投与の有効性

　Olanzapine の高用量投与については意見が分かれるところである[1,2,11,15,19,24)]が，実際の投与量は徐々に増える傾向にある。Citrome ら[3)]は New York 州の州立病院における抗精神病薬の使用状況の推移を報告しているが，risperidone は年々低用量投与の傾向が強くなっているのに対して，その他の非定型抗精神病薬の投与量は徐々に増加しており（表2），とくに olanzapine については半数以上が20mg／日以上の投与を受けている。CATIE study での olanzapine の用量設定が最大30mg／日となっているのも，こういった傾向を反映してのものである。

Ⅴ．Clozapine との比較

　Clozapine には，精神症状への効果とは別に，攻撃性・衝動性への効果や自殺予防効果の報告が多く見られている。Olanzapine はその薬理学的プロフィールから clozapine と同様の薬効を期待されており，精神症状への効果という点においては大きな差はない[17,28)]が，攻撃性[4)]，自殺予防[21)]，多飲水[29)]，物質依存[30)]への特異的な効果については clozapine と比べると有意な差が認められる。

Ⅵ．Olanzapine を使いこなすには

　Olanzapine の利点は，表3のように総括できる。つまり，olanzapine は単剤での効果があり，多剤併用からの切り替えも比較的容易で，患者にとってもさほど苦にならない薬物であり，clozapine が有しているような治療抵抗性などへの特異的な効果はないものの，適切に使用することで見かけ上の治療抵抗性を生み出しにくい薬物である。

表3 Olanzapine の特徴

①陽性症状・陰性症状への効果がある
②十分量である10mg/日から開始でき，高用量投与にもある程度の効果が期待できる
③体重増加や脂質代謝の異常をきたしやすいが，中断されにくい
④敵意や攻撃性，自殺の予防にはある程度の改善効果がある

Olanzapineを使いこなすには，以下の点に注意することが必要である。①体重増加，糖尿病，錐体外路症状など副作用の発現に注意する。②前薬の減量を急がない。③高用量への急激な増量を行わない。④その効果には限界もあり，時には必要に応じた併用も重要である。

文　献

1) Bronson, B. D. and Lindenmayer, J. : Adverse effects of high-dose olanzapine in treatment-refractory schizophrenia. J. Clin. Psychopharmacol., 20 : 382-384, 2000.

2) Cassidy, E. M., O'Brien, M., Osman, M. F. et al. : Lethal catatonia responding to high-dose olanzapine therapy. J. Psychopharmacol., 15 : 302-304, 2001.

3) Citrome, L., Jaffe, A., and Levine, J. : Dosing of second-generation antipsychotic medication in a state hospital system. J. Clin. Psychopharmacol., 25 : 388-391, 2005.

4) Citrome, L., Volavka, J., Czobor, P. et al. : Effects of clozapine, olanzapine, risperidone, and haloperidol on hostility among patients with schizophrenia. Psychiatr. Serv., 52 : 1510-1514, 2001.

5) Fenton, W. S., Blyler, C. R., and Heinssen, R. K. : Determinants of medication compliance in schizophrenia : empirical and clinical findings. Schizophr. Bull., 23 : 637-651, 1997.

6) 藤井康男：多剤併用から新しい抗精神病薬治療へ．臨床精神薬理，4 : 1371-1379, 2001.

7) 藤井康男, Gerstenberg, G. : 前治療薬から olanzapine への切り替え試験―8週間までの中間解析結果. 臨床精神薬理, 6 : 1195-1218, 2003.

8) Hansen, T. E., Casey, D. E., and Hoffman, W. F. : Neuroleptic intolerance. Schizophr. Bull., 23 : 567-582, 1997.

9) 稲垣 中：抗精神病薬の多剤併用投与の妥当性. Schizophrenia Frontier, 6 : 134-138,

2005.
10) Kane, J., Honigfeld, G., Singer, J. et al. : Clozapine for the treatment-resistant schizophrenic. A double-blind comparison with chlorpromazine. Arch. Gen. Psychiatry, 45 : 789-796, 1988.
11) Kapur, S., Zipursky, R., Remington, G. et al. : 5-HT2 and D2 receptor occupancy of olanzapine in schizophrenia : A PET investigation. Am. J. Psychiatry, 155 : 921-928, 1998.
12) 川上宏人, 藤井康男:「真の」治療抵抗性統合失調症への対応と薬物療法のあり方 —Clozapine は本当に必要か? 臨床精神薬理, 8 : 1909-1919, 2005.
13) 川上宏人:治療が難航する症例に対する olanzapine の意義—3症例からの検討. 臨床精神薬理, 9 : 2195-2202, 2006.
14) Kinon, B. J., Basson, B. R., Gilmore, J. A. et al. : Strategies for switching from conventional antipsychotic drugs or risperidone to olanzapine. J. Clin. Psychiatry, 61 : 833-840, 2000.
15) Lerner, V. : High-dose olanzapine for treatment-refractory schizophrenia. Clin. Neuropharmacol., 26 : 58-61, 2003.
16) Lieberman, J. A., Stroup, T. S., McEvoy, J. P. et al. ; Clinical Antipsychotic Trials of Intervention Effectiveness (CATIE) Investigators : Effectiveness of antipsychotic drugs in patients with chronic schizophrenia. N. Engl. J. Med., 353 : 1209-1223, 2005.
17) Littrell, K. H., Johnson, C. G., Hilligoss, N. M. et al. : Switching clozapine responders to olanzapine. J. Clin. Psychiatry, 61 : 912-915, 2000.
18) McEvoy, J. P., Lieberman, J. A., Stroup, T. S. et al. ; CATIE Investigators : Effectiveness of clozapine versus olanzapine, quetiapine, and risperidone in patients with chronic schizophrenia who did not respond to prior atypical antipsychotic treatment. Am. J. Psychiatry, 163 : 600-610, 2006.
19) Meisenzahl, E. M., Dresel, S., Frodl, T. et al. : D2 receptor occupancy under recommended and high doses of olanzapine : an iodine-123-indobenzamide SPECT study. J. Psychopharmacol., 14 : 364-370, 2000.
20) Meltzer, H. Y. : Treatment of the neuroleptic-nonresponsive schizophrenic patient. Schizophr. Bull., 18 : 515-542, 1992.
21) Meltzer, H. Y., Alphs, L., Green, A. I. et al. : Clozapine treatment for suicidality in schizophrenia : Interational Suicide Prevention Trial(InterSePT). Arch. Gen. Psychiatry, 60(1) : 82-91, 2003.

22) Miller, A. L., Hall, C. S., Buchanan, R. W. et al. : The Texas Medication Algorithm Project antipsychotic algorithm for schizophrenia : 2003 update. J. Clin. Psychiatry, 65 : 500-508, 2004.
23) Miller, A. L. and Craig, C. S. : Combination antipsychotics : pros, cons, and questions. Schizophr. Bull., 28 : 105-109, 2002.
24) 三澤史斉, 藤井康男 : 重症統合失調症患者に対する新規抗精神病薬治療の意義— Olanzapine 高用量治療の可能性. 臨床精神薬理, 6 : 1575-1585, 2003.
25) 宮田量治 : 長期在院患者の退院促進と抗精神病薬のスイッチング. 精神経誌, 107 : 75-81, 2005.
26) Mossman, D. : A decision analysis approach to neuroleptic dosing : insights from mathematical model. J. Clin. Psychiatry, 58 : 66-73, 1997.
27) Stroup, T. S., Lieberman, J. A., McEvoy, J. P. et al. ; CATIE Investigators : Effectiveness of olanzapine, quetiapine, risperidone, and ziprasidone in patients with chronic schizophrenia following discontinuation of a previous atypical antipsychotic. Am. J. Psychiatry, 163 : 611-622, 2006.
28) Tollefson, G. D., Birkett, M. A., Kiesler, G. M. et al. : Double-blind comparison of olanzapine versus clozapine in schizophrenic patients clinically eligible for treatment with clozapine. Biol. Psychiatry, 49 : 52-63, 2001.
29) Verghese, C., de Leon, J., and Josiassen, R. C. : Problems and progress in the diagnosis and treatment of polydipsia and hyponatremia. Schizophr. Bull., 22 : 455-464, 1996.
30) Volavka, J. : The effects of clozapine on aggression and substance abuse in schizophrenic patients. J. Clin. Psychiatry, 60(Suppl. 12) : 43-46, 1999.
31) Waddington, J. L., Youssef, H. A., and Kinsella, A. : Mortality in schizophrenia. Antipsychotic polypharmacy and absence of adjunctive anticholinergics over the course of a 10-year prospective study. Br. J. Psychiatry, 173 : 325-329, 1998.

第8章

治療が難航する症例に対する olanzapine の意義
―― 3 症例からの検討 ――

川 上 宏 人

I. は じ め に

　イソップ寓話の中に,「北風と太陽」という話がある。北風と太陽が力くらべをすることになり,旅人の外套を脱がせることで勝負をした。北風は力任せに外套を吹き飛ばそうとしたが,寒くなった旅人は却って外套をきつく押さえてしまったのでうまく行かなかった。一方太陽は,その日差しを照りつけたところ,暖かくなった旅人が自ら外套を脱いだので,太陽が勝ちをおさめた。この話は人や国との関わり方などの場面で引き合いに出されることが多く,一般的には力ずくで強引な「北風」式より相手の自主性を尊重する「太陽」式をとるべきとされる。

　医療の場面においても,薬物治療の効果を最大限発揮させるためには,患者自身の治療への良好なアドヒアランスが必要である。そのために,医師に求められるものは「太陽」的な関わり方を心がけるという姿勢である。

　では,「太陽」的な関わりとはどのようなものであろうか。筆者の考えでは,それは2つに集約される。1つは自らの方針を押し付けるのではなく,できる限り患者の意思を尊重する姿勢であり,もう1つはその患者にとって最もよいと思われる処方を行おうとすることである。

　しかし,精神科の臨床においては,妄想や認知障害などの症状により意

思が伝わりにくいことや，疎通が取れないことがあり，必要な治療に対して正しい判断がなされなかったり，同意が得られなかったりする。また，抗精神病薬を多剤併用していることで不利益が生じているにもかかわらず，さまざまな要因によりその状態から脱却できないこともある。そのような時は，「北風」的な強引な手段を講じることで頑固な症状や行き詰まった状況を一気に吹き飛ばし，結果としてよい関係を構築できる場合もある。

今回，数種類の抗精神病薬を投与しても改善せず，治療抵抗性の可能性があると思われた3例に対してolanzapineを中心とした処方での治療を行った。それぞれの症例で障害となる問題点があったが，治療アプローチにおける「北風」と「太陽」を使い分けることでそれを乗り越えることができた。

これらの症例を通じて，olanzapineの治療抵抗性と思われる患者への可能性と，その限界について考察した。なお，症例呈示に当たっては患者のプライバシーを考慮して，個人が特定できるような情報は伏せてある。

II. 症　　例

1. 症例1　30代女性，妄想型統合失調症

現病歴：症状が悪化すると錯乱状態を呈し，家人への暴力が出現するため，これまでに10回以上の入院歴がある。入院中もスタッフや他患とのトラブルが絶えず，病棟での管理が困難となり，治療半ばで退院するということが続いていた。活発な幻聴，他の患者への迷惑行為，病棟内を走り回ったり看護室の窓を叩くといった行動があり，便秘，眼球上転発作，不眠，いらいらを訴えることも多かった。また，コーヒーやお茶などを1日5ℓ以上も飲む様子もあり，それに起因すると思われる易怒的な言動も多く認められていた。

これまでも haloperidol, bromperidol, fluphenazine, levomepromazine, zotepine, risperidone, olanzapine などの抗精神病薬を chlorpromazine（CP）換算[10]で600mg/日以上使用してきており，それに加えて lithium や carbamazepine, sodium valproate の併用療法，抗精神病薬の高用量投与なども試みたが効果はなかった。また，薬をえり好みして服用する傾向もあり，何度か処方の整理を試みたが強硬な反対にあい，結果として薬物療法が不十分なまま経過していた。

X年Y月，夜間に家人との口論から激しく興奮し，暴力的となったため地元の警察を介して受診，医療保護入院となる。入院時の Brief Psychiatric Rating Scale（BPRS）は73点であった。外来での処方は，quetiapine 600mg, chlorpromazine 100mg, levomepromazine 300mg, carbamazepine 800mg, sodium valproate 1,200mg, phenobarbital 160mg, biperiden 2mg, promethazine 60mg, sennosideA・B 48mg, sodium picosulfate 適宜, fluphenazine decanoate（FD）50mg を隔週で筋注，であった。また，患者は上記処方とは別に頓服と称して levomepromazine を最大1日 300mg, biperiden を最大1日3mg, sennoside を最大24mg 服用していた。抗精神病薬の投与量は CP 換算で1,462mg であるが，頓服も含めると1,762mg になる。

入院後経過：入院に際して処方の単純化を行った。患者自身が処方の減量を納得せず，頓用薬や注射の希望を頻回にすること，飲水量のコントロールが必要であったこと，精神症状が悪く，他の患者との接触を避ける必要があったことなどから保護室を利用した。本人は服用回数や錠数が減ることを嫌い，スタッフの一部からも，これまで通りでよいのではという意見もあったが，単純化することの必要性や利点を説明し，同意を得た。

入院時の処方：olanzapine 40mg, carbamazepine 1,000mg, clonazepam 1mg, sennosideA・B 48mg, sodium picosulfate 7.5mg, FD 25mg を隔週で筋注。

保護室を利用していること，以前に約2年間 olanzapine を服用しており（最大50mg/日），その間重篤な副作用の発現はなかったことから単純

化は一気に行った。単純化後の投与量は CP 換算で1,333mg である。

単純化直後は levomepromazine 25mg や biperiden 1 mg の頓用を使用することもあったが，徐々に精神症状が安定し，入院後 1 ヵ月目以降は FD の筋注も中止とした（この時点で CP 換算1,000mg）。

入院当初は放歌，多飲水，他患への干渉や迷惑行為などのために終日の隔離が必要であったが，症状の安定とともに制限も緩和することができ，入院後40日目で一般個室への移動を行った。その時点での BPRS は53点。その後も大きな問題なく経過し，外出・外泊も問題なく行うことができるようになった。入院後77日目に自宅へ退院となった。退院時の BPRS は50点であった。その後も現在に至るまで自宅から週 1 回外来受診を続けている。外来での処方は以下のようである。Olanzapine 40mg, carbamazepine 1,000mg, clonazepam 1.5mg, sennoside A・B は頓用として 2 日～ 3 日おきに48mg 使用している。

2．症例 2　30代男性，妄想型統合失調症（ICD-10で F20.0）

現病歴：誇大妄想や電波体験があり，怠薬して再発するというパターンを繰り返している。これまで haloperidol や fluphenazine などを投与されていたが，症状のコントロールは不良で，措置入院を含めた 3 回の入院歴がある。

3 回目の入院後，olanzapine 10mg にて安定しており，妄想的な言動も見られなかった。本人からは手の振るえや呂律の回りにくさの訴えがあり，薬物の減量要求が強かった。症状が安定していたこともあり，徐々に olanzapine を減量し 5 mg としたが，その 3 ヵ月後に症状が増悪して第 4 回目の入院となった。

入院後経過：入院時より olanzapine を10mg に戻したが強い拒絶はなく，医師や看護スタッフに対してのよそよそしい態度が目立つ程度であった。家族の希望もあり 2 ヵ月間で退院となったが，その直後より拒薬するようになり，誇大妄想に左右されて面識もない著名人に会おうとするなど

の行動が認められたため，退院後3週間で第5回目の入院（医療保護入院）となった。

　入院時のBPRSは71点で，易怒性はなかったものの，尊大な態度と誇大妄想に支配された滅裂な内容の発言が目立った。内服を継続するのか，FDによる改善を図るのかという選択を迫ったところ注射よりは辛くないので，と内服を希望したが，olanzapineは粒が大きくて飲みにくいという訴えもあったため，入院時より飲みやすさを考慮してolanzapine ザイディス10mgを投与することとした。

　入院後も独語・空笑が著明で，廊下の真ん中で座禅を組むなど奇妙な行動もあり，また，薬を手に隠そうとしたり，服用後水道で口や舌を漱ぐという拒薬が疑われる様子も見られた。病気についての説明や服薬の必要性についての説明を繰り返し行ったが一向に聞き入れる様子もなく，徐々に主治医や看護スタッフに攻撃的になり，他の入院患者へ干渉するなど症状の悪化が見られたため，入院後10日目よりFD12.5mgの筋注を週に1回の間隔で併用した。FD開始直後は主治医を避けたり呪詛的な言動が見られたが，投与を続けているうちに徐々に険しさが取れ，入院後25日目からは自発的に内服に応じるようになった。また，手指の細かい振戦と流涎，呂律の回りにくさが見られていたため，31日目でFDを終了した。35日目よりolanzapine ザイディスを15mgとしたが，独語・空笑は依然としてあり，本人も幻聴の存在を認めていたため，42日目より20mgへと増量した。その時点でのBPRSは42点であった。その後，幻聴の訴えが著明に減少し，副作用を訴えることもなくなった。数回の外泊を行ったが，精神症状にも服薬の姿勢にも変化が見られなかったため退院となった。退院時のBPRSは28点である。その後現在まで外来を定期的に受診しているが，精神症状に変化はなく，副作用を訴えることもなくなった。また悪くなると困るので，と自ら20mgでの維持を希望している。

3. 症例3　30代男性，妄想型統合失調症（ICD-10でF20.0）

現病歴：活発な被害妄想と薬物に対する強い不信感があり，怠薬して症状が悪化し，家人へ暴力を振るって入院するというパターンを繰り返し，これまでに計20回の入院歴がある。

X年Y-1月，周囲に対する被害妄想が悪化，近所の住人に傷害を負わせたため，当時通院していた施設へ措置入院となった。同院にてrisperidoneやhaloperidolの治療に加えて3回の電気けいれん療法（ECT）を施行されたが症状に変化はなく，攻撃性や暴力行為を抑えることが困難であったため翌月に当院へ転院となる。

入院後経過：保護室への入院後，fluphenazine 8 mg，levomepromazine 50mgの内服で治療を開始した。入院直後より暴力的な言動が目立ち，不安定な状態であったため同日よりfluphenazine enanthete 25mgの筋注が開始され，以後隔週で50mgの投与が続いていた。看護スタッフや主治医への攻撃的な言動が消失せず，入院10日目より連日で計3回のECTも施行したが，「寝込みを襲われた」などと余計被害的になっただけであった。その後も抗精神病薬は増量されたが変化なく，また，気分安定作用を期待してcarbamazepineやsodium valproateなどの追加も改善にはつながらなかった。

薬物治療に対しては副作用しか起こさない，というような悪い印象を持っていた一方で，頓服薬については自分の好きなように使いたいという希望も持っていた。患者の呈する身体症状はさまざまなものであったが，中には手が震えてうまく歯が磨けない，絵がうまくかけないといった錐体外路症状や目がかすむといった視覚の調節障害の訴えもあり，薬物による副作用が実際にあることは事実と思われた。それ以外にも息苦しさ，頭痛，いらだち，不眠，集中力の低下などの訴えがあり，その都度lorazepam 1 mg錠やrisperidone液1 mg，levomepromazine 5 mg錠，胃腸薬などを頓用として服用していた。

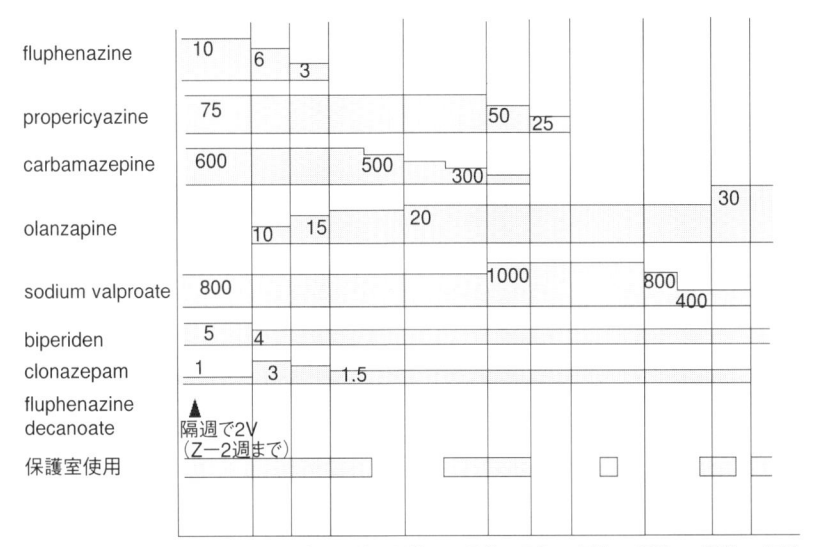

第8章 治療が難航する症例に対する olanzapine の意義 121

薬剤	Y月Z日	1週後	2週後	4週後	6週後	7週後	8週後	12週後	16週後	18週後
fluphenazine	10	6	3							
propericyazine	75					50	25			
carbamazepine	600		500	300						
olanzapine		10	15		20					30
sodium valproate	800				1000			800 / 400		
biperiden	5	4								
clonazepam	1	3	1.5							
fluphenazine decanoate	▲隔週で2V (Z-2週まで)									
保護室使用										

図1 処方の変化

Y月Z日，主治医が筆者に交代となり，それを機に精神症状の改善と副作用の軽減を目標とした処方の単純化を開始することとした。その時点でのBPRSは81点で，処方内容は以下のようなものである。Fluphenazine 10 mg，propericyazine 75mg，carbamazepine 600mg，sodium valproate 800 mg，biperiden 3 mg，clonazepam 1 mg，隔週でFD 50mg筋注。

それ以外に頓用としてrisperidone液を平均1日2 mg，levomepromazineを平均1日25mg，lorazepamを平均1日2 mg服用していた。CP換算では1,531mg（頓用も足すと1,786mg）であった。

単純化は図1のように進められた。事前に患者本人と病棟スタッフに対して単純化の方針を説明した。患者からは不安の訴えも聞かれたが，olanzapineへの置き換えによって錐体外路症状が減少し，最終的には抗コリン作用による副作用も少なくなる見込みであること，一時的に副作用が強くなる可能性に対してbiperidenの服用回数を増やし，clonazepamを追

加するなどの対応策を講じることを説明し、本人が納得した時点で変更開始とした。病棟スタッフからも症状がますます悪化するのではないか、という不安が聞かれたが、単純化によって期待できる効果などを説明し、納得してもらった。

8週間かけてolanzapineへと単純化したが、処方の変更が行われている間、患者が処方や処遇に不満を訴えることはなかった。単純化後、当初あった副作用の訴えはほぼ消失していたが、被害妄想は依然として残っており、特定の患者に対して攻撃的になることがあったため、16週後よりolanzapineを30mgに増量した。その時点でのBPRSは64点であった。

その後も妄想的、心気的な内容の訴えがしばしばあり、その都度頓用薬の内服や面接などで対応していたが、18週後、些細なきっかけから暴力が出現したため再び隔離を行った。攻撃性に対するolanzapineの効果はこれ以上認められないと判断され、clozapineの治験への参加も検討されたが、過去に白血球減少の既往があり実現しなかった。そこで、ECTの併用を行うことを提案し、期待される作用や副作用の可能性についても十分説明を行い、本人の同意のもと翌日より開始し、これまでに4回施行している。現在のBPRSは62点である。

処方内容は、olanzapine 30mg, biperiden 4mgである。CP換算では1,200mg相当となる。

III. 考　　察

1. 治療の問題点と改善策

今回呈示した3症例はいずれも治療抵抗性統合失調症であるように思われたが、治療の経過を振り返り、その問題点を検討する中でそれぞれに特有の問題点があることが分かった。

症例1での問題点は、多剤併用による弊害があったにもかかわらず、患者の反対を押し切っての単純化によりさらに症状が悪化することを恐れ

第 8 章　治療が難航する症例に対する olanzapine の意義　123

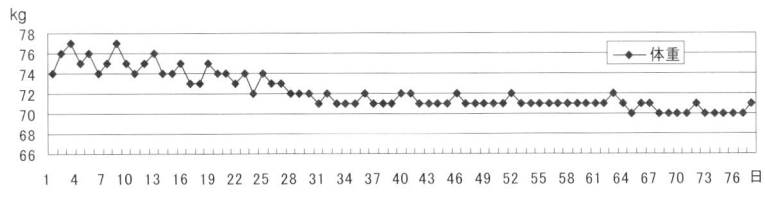

図2　体重の変化

て，それを放置していたことである。症例2での問題点は，拒薬傾向のある患者のアドヒアランスに配慮するあまり十分な用量の処方がなされていなかったことにある。症例3での問題点は，患者の激しい症状を薬物で抑えようとすることでさらに治療への不快感を強めていたことである。「北風」と「太陽」のたとえを用いると，症例1と症例2では「太陽」式のアプローチに，症例3では「北風」式アプローチに固執したことで状況が悪化していた。

　そういった問題点を解決するために，症例1では，患者の自由を尊重する「太陽」的アプローチから保護室を使用して行動や要求を制限し，処方の単純化も行う「北風」的アプローチに転換した。多剤併用が単剤療法より優れていることを示すエビデンスはなく[5,7]，副作用が増大する可能性，服薬コンプライアンスを悪化させる可能性があるなど治療上不利になる点が多い[19,23]。この症例でも quetiapine, levomepromazine, chlorpromazine から olanzapine への switching を行い，抗コリン作用が減少し，下剤の量も減った。また，多飲水行動が改善し，体重の変動が少なくなってもいる（図2）。エキスパート・コンセンサス・ガイドライン[20]では多飲水への処方として olanzapine は clozapine に次ぐものとされており，改善の報告[8,14,18]もあるが，否定的な意見[11]もある。この症例でも一般病室へ移動後に安定しており，隔離のストレスが除去されたことも一因と思われるが，多飲水は入院前から存在しており，olanzapine への単純化の効果があったと考えてよい。

症例2では拒薬を疑わせる行動にもあえて目をつぶり，説得を試みるなど「太陽」的な関わりを持ったが，症状の悪化を抑えることができず，最終的に有効であったのは「北風」的なFDの導入であった。抗精神病薬の有効性を比較する目的で行われたClinical Antypsychotic Trials of Intervention（CATIE）studyの第1相試験[17]の結果では，olanzapineは精神症状の改善，中断率の低さにおいて他の抗精神病薬よりも優れており，患者にとって続けやすく，効果もある薬物といえる。とはいえ錠剤であるがゆえの限界もあり，拒薬する患者の治療についてはFDなどの持効性抗精神病薬に一日の長がある。

　その後の維持を考えた場合，例えば錐体外路症状に対して抗パーキンソン薬を併用しながらFDを持続するという選択肢もあったが，アドヒアランスを重視してolanzapineを増量して内服のみで維持する，という「太陽」と「北風」の折衷的方策を採用した。結果として安定した症状を維持できており，副作用の訴えもないことを考えると，olanzapineの投与量が正しくなかったことも治療が難航した原因と思われる。

　症例3では鎮静目的でのcarbamazepineやpropericyazine，FDなどの「北風」が副作用や医療への不信感を増強しただけであったため，患者にとってより良い作用が期待できるolanzapineへの変更と，多方面からの支持的なアプローチという2つの「太陽」を導入した。Olanzapineへの単純化を行ったことで副作用の訴えが減り，精神症状にもある程度の改善が認められたが，最も問題となる攻撃性を抑え，行動化を防ぐことはできなかった。本症例は現在も不安定な状況が続いており，今後の見通しは立ちにくいが，方針の変更により治療に対するnegativeな感情は軽減した。患者にとって「北風」以外の何物でもないECTの導入を同意したことも，「太陽」的関わりを続けてきた1つの成果であり，改善への糸口になることを期待している。

2. Olanzapine の可能性と限界

結論として，症例1と症例2は「見かけ上の」治療抵抗性[12]であったが，症例3は「真の」治療抵抗性であることが分かってしまった。治療抵抗性統合失調症への薬物療法は，海外の治療アルゴリズム[22]などでもエビデンスの乏しい方法が採用されるなどまさに困難を極めるものであり，clozapine の使用できない本邦においてはさらに手詰まりの印象が払拭できない。

今回の3つの症例で olanzapine を選択した理由は，①他の薬物に比べて十分量を投与する際に少ない錠数で済むことや投与回数も1回で良いことなど服薬についての面倒が少ないこと，②耐糖能異常や高脂血症などの大きな副作用もあるが，患者にとってより不快なものである錐体外路症状，眠気，便秘などが少ないことの2点からである。

3症例のうち2症例では20mg/日以上の高用量 olanzapine を投与している。Davis ら[4]は20mg/日以上の olanzapine 投与により反応率が増加する可能性があるとしており，米国の州立病院での非定型抗精神病薬の投与量の推移を調査した Citrome ら[2]の報告や Volavka ら[25]の研究，CATIE study[17]で設定された最大投与量を見ても，20mg 以上の投与が日常的に行われていることが分かる。

また，提示した3症例ではいずれも体重の著明な増加や錐体外路症状の悪化，総コレステロールやトリグリセライド，空腹時血糖などの上昇は認められなかった。Koller ら[13]は olanzapine の代謝に及ぼす影響は用量依存性ではないとしており，Mitchell ら[21]も代謝系に及ぼす副作用については同様の意見であるが，錐体外路症状については用量依存性があるとしており，Kapur ら[11]も20mg 以上では錐体外路症状を認める率が高くなるとしている。

また，症例1では処方単純化後も carbamazepine が併用されている。気分安定薬と抗精神病薬との併用は経験的に行われているが，そのエビデンスは確立されたものとはいえない。Carbamazepine と olanzapiene の併用

について[15,16)]は血中濃度に言及したものが多く，効果や副作用についての報告はない。Citromeら[3)]は敵意の改善効果についてolanzapine単剤群とdivalproexとの併用群との比較を行ったが，開始後7日目までは併用群での改善が目立ったものの，それ以降は差がなかった。現時点でのolanzapineと他の抗精神病薬との併用[24)]，他の向精神薬[26)]やECTとの併用[1)]などについての報告は限られており，今後さらなる情報の蓄積が期待される。

Volavkaら[25)]によると，olanzapineはclozapineとの比較において敵意や攻撃性を改善させる点以外はほぼ同等である。つまり，そのような症状が前景に立った患者に対してのolanzapineによる効果には限界があるということを意味しており，真の治療抵抗性への切り札としてclozapineが本邦でも使用可能になることが期待される。

IV. お わ り に

今回，治療が難航している患者に対してolanzapineを中心とした処方の単純化を行うことで，これまでの治療全体を振り返り，多方面からの関わり方を考え直すことができた。すべてがうまく行くとは限らないが，行き詰まった治療を改善する試みの中で得られるものは少なくない。

とはいえ，処方の単純化をするだけでも，多剤併用に至るまでのさまざまな心理的・環境的な要因に配慮しながらの慎重さが必要となる。思い切った治療方針の転換に至っては，気の遠くなるような作業にもなりかねない。そのような試みに際して，患者にとって不快な副作用が少なく，症状の改善も期待できるolanzapineが潤滑油的な働きをする可能性は十分にある。

文　　献

1) Braga, R. J., Petrides, G. : The combined use of electroconvulsive therapy and antipsychotics in patients with schizophrenia. J. ECT. 21(2) : 75-83, 2005.

2）Citrome, L., Jaffe, A., Levine, J. : Dosing of second-generation antipsychotic medication in a state hospital system. J. Clin. Psychopharmacol., 25 : 388-391, 2005.
3）Citrome, L., Casey, D. E., Daniel, D. G. et al. : Adjunctive divalproex and hostility among patients with schizophrenia receiving olanzapine or risperidone. Psychiatr. Serv., 55 : 290-294, 2004.
4）Davis, J. M., Chen., N. : Dose response and dose equivalence of antipsychotics. J. Clin. Psychopharmacol., 24 : 192-208, 2004.
5）Freeman, H. : The therapeutic value of combinations of psychotropic drugs ; a review. Psychopharmacol. Bull., 4 : 1-27, 1967.
6）福田真道, 藤井康男：多飲水, 水中毒と新しい抗精神病薬治療. 臨床精神薬理, 5 : 1053-1061, 2002.
7）藤井康男：多剤併用から新しい抗精神病薬治療へ. 臨床精神薬理, 4 : 1371-1379, 2001.
8）Goldman, M. B., Hussain, N. : Absence of effect of olanzapine on primary polydipsia : results of a double-blind, randomized study. J. Clin. Psychopharmacol., 24(6) : 678-680, 2004.
9）稲垣 中：抗精神病薬の多剤大量投与の妥当性. Schizophrenia Frontier, 6 : 134-138, 2005.
10）稲垣 中, 稲田俊也：2006年版向精神薬等価換算. 臨床精神薬理, 9 : 1443-1447, 2006.
11）Kapur, S., Zipursky, R., Remington, G. et al. : 5-HT2 and D2 receptor occupancy of olanzapine in schizophrenia : A PET investigation. Am. J. Psychiatry, 155 : 921-928, 1999.
12）川上宏人, 藤井康男：「真の」治療抵抗性統合失調症への対応と薬物療法のあり方 ―Clozapineは本当に必要か? 臨床精神薬理, 8 : 1909-1919, 2005.
13）Koller, E. A., Doraiswamy, P. M. : olanzapine-associated diabetes mellitus. Pharmacotherapy, 22 : 841-852, 2002.
14）Kruse, D., Pantelis, C., Rudd, R. et al. : Treatment of psychogenic polydipsia : comparison of reispridone and olanzapine, and the effects of an adjunctive angiotensin-II receptor blocking drug(irbesartan). Aust. NZ J. Psychiatry, 35 : 65-68, 2001.
15）Leucht, S., McGrath, J., White, P. et al. : Carbamazepine augmentation for schizophrenia : how good is the evidence? J. Clin. Psychiatry, 63 : 218-224, 2002.
16）Licht, R. W., Olesen, O. V., Friis, P. et al. : Olanzapine serum concentrations lowered by concomitant treatment with carbamazepine. J. Clin. Psychopharmacol., 20 : 110-

112, 2000.
17) Liebermann, J. A., Stroup, S., McEvoy, J. P. et al. : Effectiveness of antipsychotic drugs in patients with chronic schizophrenia. N. Engl. J. Med., 353 : 1209–1223, 2005.
18) Littrell, K. H., Johnson, C. G., Littrell, S. H. et al. : Effects of olanzapine on polydipsia and intermittent hyponatremia. J. Clin. Psychiatry, 58 : 549, 1997.
19) Mason, A. S., Granacher, R. P. : Chapter II. Basic principles of antipsychotic drug therapy. In : Clinical Handbook of antipsychotic drug therapy, pp. 19–108, Brunner/Mazel publishers, New York, 1980.
20) McEvoy, J. P., Scheifler, P. L., Frances, A. et al. : Expert consensus guideline series ; treatment of schizophrenia 1999. J. Clin. Psychiatry, 60(suppl. 11) : 3–80, 1999.
21) Mitchell, M., Riesenberg, R., Bari, M. A. et al. : A double-blind, randomized trial to evaluate the pharmacokinetics and tolerability of 30 or 40 mg/d oral olanzapine relative to 20 mg/d oral olanzapine in stable psychiatric subjects. Clin. Therapeut., 28 : 881–892, 2006.
22) Miller, A. L., Hall, C. S., Buchanan, R. W. et al. : The Texas Mediation algorithm Project Antipsychotis Algorithm for Schizophrenia : 2003 update. J. Clin. Psychiatry, 65 : 500–508, 2004.
23) 宮本聖也, 大木美香 : 抗精神病薬の選択と多剤併用. 臨床精神薬理, 5 : 843–854, 2002.
24) Stahl, S. M. : A clitical review of atypical antipsychotic utilization : comparing monotherapy with polypharmacy and augmentation. Current Medicinal Chemistry, 11 : 313–327, 2004.
25) Volavka, J., Czobor, P., Nolan, K. et al. : Overt Aggression and Psychotic Symptoms in Patients With Schizophrenia Treated With Clozapine, Olanzapine, Risperidone, or Haloperidol. J. Clin. Psychopharmacol., 24 : 225–228, 2004.
26) Zink, M. : Augmentation of olanzapine in treratment-resistant schizophrenia. J. Psychiatry Neurosci., 30 : 409–415, 2005.

第9章

Olanzapine 高用量治療の有効性と安全性の検討

三澤史斉　市江亮一　澤田法英　藤井康男

I. はじめに

　抗精神病薬は1950年代の導入以来，統合失調症の治療に画期的な成果をもたらしてきた。しかし，従来の抗精神病薬による適切な薬物治療を行っても精神病症状が改善しない症例が存在することが知られており，この「治療抵抗性」問題は，患者自身や家族にとってはもちろんのこと，社会全体の課題として我々の前に立ちはだかってきた。

　治療抵抗性統合失調症に対して，これまでに有効性が証明されている薬剤は clozapine のみである。しかし，clozapine は顆粒球減少症のリスクがあるため毎週の血液検査を必要とし，また，流涎，過剰鎮静といった副作用も有するため，その使用にはかなりの負担が生じる。これらのことから，治療抵抗性統合失調症に対し，clozapine にかわる治療方法の出現が期待されるが，現在のところいずれの薬物も clozapine ほどの有効性を示すに至っていない。

　わが国の精神医療は，入院医療の短期化や病床削減をめざしている状況の中で，入院治療が長期化しやすい治療抵抗性症例への薬物治療技法の論議は特に重要となってきている。しかし，clozapine が未だ導入されていないため，我々は現在出そろっている治療手段を駆使し，治療抵抗性の問題に立ち向かっていかなければならない。

Olanzapineは5～20mg/日の範囲においては，十分な検討がされており，高い有効性と安全性が証明されている．しかし，olanzapine 20mg/日を超える用量について，これまでのところ厳密な検討はされていないが，近年，olanzapineは20mg/日を超える高用量で効果が増強し，治療抵抗性といわれるような重症例に対しても有効であることを示唆する報告がいくつかされてきている[9,16,19]．

　これまでに報告されたolanzapine高用量治療に関する文献的考察を藤井[9]が発表している．これによると，まず症例報告レベルの検討結果から，難治例の一部では精神症状の改善にはolanzapine高用量治療が奏効する可能性があることが推測されている．オープン試験レベルでは，olanzapine高用量について厳密に検討している調査は行われていないが，そのプロトコールでolanzapine投与量の上限が20mg/日を超えた用量に設定されている調査がいくつか報告されている．その中で，olanzapine高用量治療の治療抵抗性症例への高い効果を指摘した報告[6]やolanzapine高用量治療は常用量より効果が優れていることを示した報告[17]がされている．二重盲検比較試験においても，olanzapine高用量について厳密に検討した調査は行われていないが，olanzapine投与量の上限が20mg/日を超える用量に設定されている調査結果が報告されている．その中で，Kaneの定義[11]に基づく治療抵抗性統合失調症症例に対して25mg/日までのolanzapineの効果に否定的である報告[2]もあるが，もう少し緩やかな治療抵抗性基準を用いた調査では，25mg/日までのolanzapineの効果を認める報告[20]や，20mg/日を超す高用量はolanzapineの効果を増強させる可能性を指摘している報告[21]もある．このように，olanzapine高用量治療に関して，有効性を示唆するデータが蓄積されつつあり，世界的にも注目されてきている．実際に，2003年版 Expert Consensus Guideline[12]においても，olanzapineの最高最終用量は40mg/日となっている．

　Olanzapine高用量治療により効果が増強する根拠の一つとして，D_2受容体占拠率増加の影響が考えられている．Meisenzahlら[18]はolanzapine常

用量群（11.9±6.3mg/日）の D_2 受容体占拠率は約60％であるが，高用量群（31.1±5.6mg/日）では約80％であると報告している。この他にも，olanzapine は高用量でかなり高い D_2 受容体占拠率を達成できることが報告されている[13]。実際，olanzapine の対照試験におけるメタ解析の結果[4]，olanzapine は少なくとも20mg/日以下の範囲において，用量反応曲線は直線的で用量依存的に改善度が増し，曲線が平坦を示す傾向を認めなかった。

　Olanzapine 高用量治療への期待は，clozapine にかわる重症例に対する治療技法として世界的にも大きいものであるが，clozapine が導入されていないわが国では，より一層大きなものである。長期入院患者の処遇といった，わが国の精神医療が抱える課題を大きく前進させるものになるかもしれない。

　しかし，先述したように olanzapine 高用量治療に関して，現在のところ厳密な調査は行われておらず，その有効性と安全性は確立されたものではない。そこで我々は，山梨県立北病院において olanzapine 高用量治療を行った72例について olanzapine 高用量治療の有効性と安全性の検討を行った。

Ⅱ．対象と方法

1．調査方法

　山梨県立北病院において治療中の患者で，2003年 3 月31日までに olanzapine 21mg/日以上（olanzapine 高用量）が投与された全症例を調査した。これらの症例のほとんどはまず olanzapine 常用量が投与され，その後に臨床症状と安全性の点から olanzapine 21mg/日以上（olanzapine 高用量）の投与が望ましいと主治医が判断した症例である。

　本調査は，「olanzapine 投与開始」「olanzapine 高用量直前」，そして「調査終了」の各時点について特に検討を行った。調査終了時点は2003年 3 月

31日に olanzapine 高用量治療が継続されていた症例は2003年3月31日のデータであり，それ以前に olanzapine 高用量治療が中止されていた症例はその中止日を調査終了時点のデータとした。

2．有効性評価

1）治療環境と入院日数

Olanzapine 高用量開始直前および調査終了時点における治療環境を外来通院，開放病棟入院，閉鎖病棟入院，保護室入院に分類して調べた。また olanzapine 高用量治療開始時点を境に開始前6ヵ月間と開始後6ヵ月間における総入院日数についても調査した。

2）Clinical Global Impressions（CGI）

Olanzapine 高用量開始直前における全般的な重症度を「1．正常」「2．精神疾患の境界線上」「3．軽度の精神疾患」「4．中等度の精神疾患」「5．顕著な精神疾患」「6．重度の精神疾患」「7．非常に重度の精神疾患」の7段階で評価した。また，olanzapine 高用量開始1，3，6ヵ月後の全般的な改善状況を「1．非常に大きな改善」「2．大きな改善」「3．中等度の改善」「4．軽度の改善」「5．変化なし」「6．軽度の悪化」「7．中等度の悪化」「8．大きな悪化」「9．非常に大きな悪化」の9段階に評価した。

3）処方内容

Olanzapine 高用量開始直前および調査終了時における抗精神病薬，抗パーキンソン薬（抗パ薬）について調査し，処方の単純化が行われたかどうか検討した。

3．安全性評価

1）Olanzapine 高用量治療中止理由

2003年3月31日までに olanzapine 高用量治療を中止した症例に対し，主たる中止理由を調査した。

2）臨床検査

血液検査（白血球，GOT，GPT，γGTP，総コレステロール，トリグリセリド，血糖値），QTc，Body Mass Index（BMI）について調査した。

また，olanzapine 常用量投与中で olanzapine 高用量治療開始の最も近くに行われた検査の結果を baseline 値として，また olanzapine 高用量治療中で調査終了時点の最も近くに行われた検査の結果を高用量時値として採用し，baseline 値と高用量時値を比較した。

なお，血糖値に関しては，厳密に検討するために空腹時血糖値と確認できた値のみを採用した。

4．解析方法

総入院日数，抗精神病薬数，血液検査結果，QTc，BMI の統計解析には Student の対応のある t 検定を，抗パ薬使用率には χ^2 乗検定を用い，有意水準は5％とした。また，抗精神病薬の chlorpromazine 換算には治療抵抗性分裂病調査班版等価換算表[10]を用いた。

III．結　果

1．対象例の概要（表1）

Olanzapine 21mg/日以上（olanzapine 高用量）が投与された症例（本調査の対象例）は72例であった。この72例の olanzapine 投与直前の抗精神病薬量は chlorpromazine 換算935.9±533.3mg/日であった。Olanzapine 高用量直前の治療環境は全入院例59例（82％）で，その内閉鎖病棟入院例が39例（54％），保護室入院例が13例（18％）であり，CGI の「全般的な重症度」は平均5.3±1.0であった。以上のことから，olanzapine 高用量治療はかなり病状が重い症例に対して主に行われていたことが推測された。

2003年3月31日時点でこの72例中44例（61％）では olanzapine 高用量治療が継続されていた。調査期間中の平均 olanzapine 最高投与量は30.1

表1　OLZ高用量治療例（N＝72）の概要

年齢（歳）	42.0±13.9
性別（例）	男性：51（71%）
	女性：21（29%）
継続例（例）	44（61%）
OLZ最高用量（mg/日）	30.1±4.5
高用量投与継続期間（日）	201.5±198.3
OLZ投与前抗精神病薬量（mg/日）	935.9±533.3
高用量投与時CGI重症度	5.3±1.0
高用量投与時治療環境（例）	外来：13（18%）
	開放病棟：7（10%）
	閉鎖病棟：39（54%）
	保護室：13（18%）

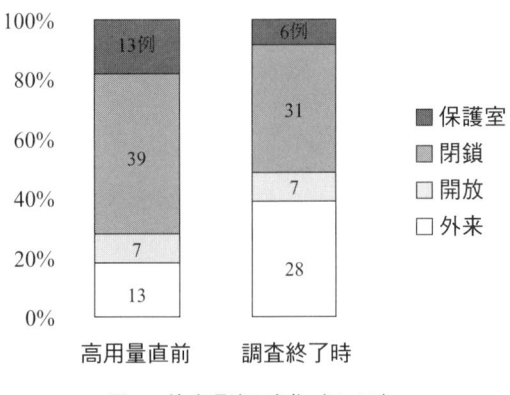

図1　治療環境の変化（N＝72）

±4.5mg/日であった。

2．有効性評価

1）治療環境（図1）

図1が示すように，olanzapine高用量直前と比較すると調査終了時点では保護室入院例が6例（8%），閉鎖病棟入院例が31例（43%）と減少し，一方外来症例は13例（18%）から28例（39%）へと明らかに増加し

第9章　Olanzapine 高用量治療の有効性と安全性の検討　135

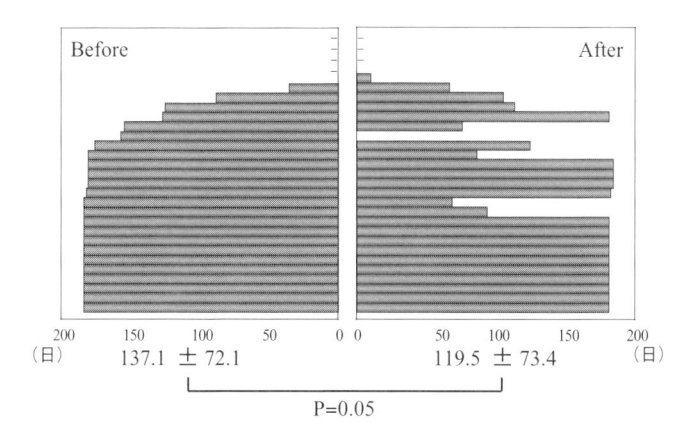

図2　OLZ 高用量開始前後6ヵ月間の総入院日数の比較（N＝29）

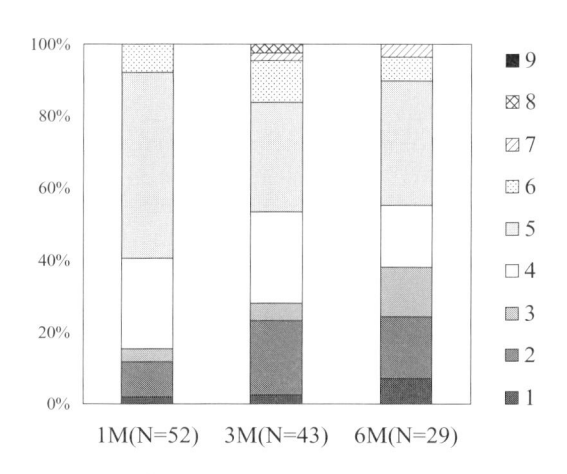

図3　OLZ 高用量開始1, 3, 6ヵ月後の CGI 全般改善度

た。

2）総入院日数（図2）

2003年3月31日までに, olanzapine 高用量を6ヵ月間以上継続し, olanzapine 高用量以前の6ヵ月間も北病院で加療していた症例が29例あった。この29例について olanzapine 高用量治療開始前後6ヵ月間の総入院日数を比較すると, olanzapine 高用量治療開始前6ヵ月間の総入院日数は

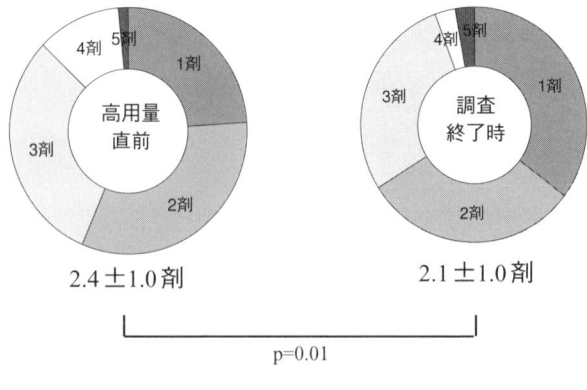

図4　抗精神病薬数の変化（N＝71）

137.1±72.1日，開始後6ヵ月間では119.5±73.4日であり，総入院日数の有意な減少が認められた。

3）Clinical Global Impressions（CGI）（図3）

2003年3月31日までに，olanzapine高用量治療を1，3，6ヵ月間以上継続していた症例はそれぞれ52，43，29例であったが，これらの症例でCGI評点4以下，つまり改善を示した症例は，1ヵ月後21例（40％），3ヵ月後23例（53％），6ヵ月後16例（55％）となった。

4）処方内容

対象例72例中1例では当院治療開始時点からolanzapine高用量治療が行われていたので，これを除いた71例について処方内容を検討した。

図4に示したように，抗精神病薬剤数は，高用量直前時点では2.4±1.0剤，調査終了時では2.1±1.0剤であり，olanzapine高用量治療に伴い抗精神病薬剤数は有意に減少していた。この中で，olanzapine単剤使用例が17例（24％）から25例（35％）に増加し，4剤以上の抗精神病薬が併用されている多剤併用症例は9例（13％）から4例（6％）へと減少していた。

また，olanzapine高用量治療中の抗パ薬使用率（図5）は調査終了時45％と半数以下であり，高用量直前と比較すると減少傾向を認めた。

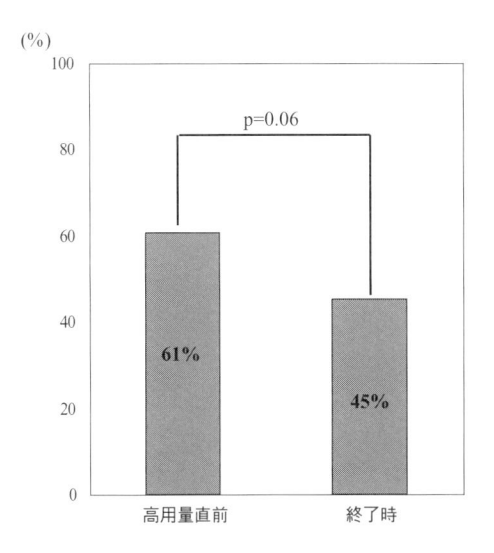

図5　抗パ薬使用率（N＝71）

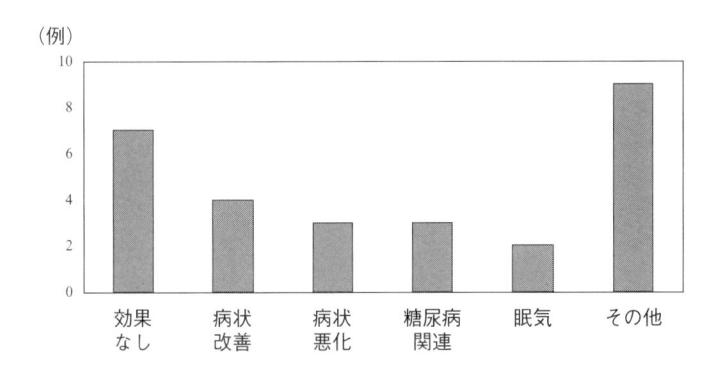

図6　OLZ高用量治療の中止理由（N＝28）

3．安全性評価

1）Olanzapine 高用量治療中止理由（図6）

2003年3月31日までに olanzapine 高用量治療を中止した28例の主たる

表2 血液検査結果，QTc，BMI の変化

	N	Baseline 値	高用量時値	p 値
WBC(/mm³)	39	7085±3812	6326±3350	0.07
GOT (IU/l)	39	18.9±5.5	21.1±7.1	0.15
GPT(IU/l)	39	19.3±8.4	23.1±13.8	0.08
γGTP(IU/l)	39	31.9±27.3	37.2±42.3	0.35
TCH(mg/dl)	39	195.8±47.9	200.2±48.1	0.38
TG(mg/dl)	39	112.7±70.9	129.4±73.9	0.08
QTc(msec)	18	395.0±24.0	392.2±24.0	0.67
BMI(kg/m²)	43	22.1±3.3	22.3±3.3	0.38

WBC：白血球，TCH：総コレステロール，TG：トリグリセリド

中止理由は，「効果なし」が最も多く7例であり，糖尿病・高血糖に関する問題で中止したのは3例であった。また，その理由が1例のみであったものは「その他」に含めたが，錐体外路症状が原因で中止されたのは「その他」に含まれる1例のみであった。

2）臨床検査（表2）

BMI，QTc，および血液検査（白血球，GOT，GPT，γGTP，総コレステロール，トリグリセリド）において，baseline 値・高用量時値いずれの値も有する症例はそれぞれ，43，18，39例でありこれらの症例を対象とした。

BMI は baseline 値22.1±3.3kg/m²，高用量時値22.3±3.3kg/m² であり，有意差は認めなかった。

QTc は baseline 値395.0±24.0msec，高用量時値392.2±24.0msec であり，これも有意差は認めなかった。

白血球，GOT，GPT，γGTP，総コレステロールおよびトリグリセリドにおいて，baseline 値と高用量時値に有意差はなかった。しかし，白血球数は減少，GPT・トリグリセリド値は増加の傾向を認めた。

空腹時血糖値において baseline 値・高用量時値いずれの値も有する症例は20例であった。baseline 値，高用量時値はそれぞれ94.7±11.2mg/

dl，99.6±15.0mg/dl であり有意差はなかった。また，少なくとも高用量時の空腹時血糖が検査されている症例は44例あり，そのうち6例（症例1-6）に高血糖を認めた。

症例1は，olanzapine 投与前より糖尿病が発症しており，2002年4月の緊急安全性情報により olanzapine は中止された。

症例2は olanzapine 高用量治療中に，二度の空腹時血糖検査において高血糖を示したため糖尿病と診断され，olanzapine が中止された。

症例3は，高血糖が出現し，それと同時期に精神症状の悪化も認めたため olanzapine 投与は中止された。

残りの症例4-6は，いずれも高用量時値として採用した血液検査により，はじめて高血糖を認めた症例である。また調査終了後の血糖値検査においては高血糖を認めず，今回認めた高血糖が一過性のものと判断され，調査終了後も olanzapine 高用量治療は慎重に継続されている。

Ⅳ．考　察

山梨県立北病院において olanzapine 高用量が投与された72例についてその有効性と安全性を検討した。これらの症例には，olanzapine 投与以前に抗精神病薬は平均936mg/日用いられており，高用量投与開始時の CGI は平均5.3であり，入院患者が80％を超え，閉鎖病棟・保護室入院例が2/3以上であった。このように olanzapine 高用量は重症度の高い症例に対して用いられたのである。そして，高用量治療に伴い，保護室・閉鎖病棟入院例が減少し，通院症例が増加し，総入院日数が減少した。さらに olanzapine 高用量に伴い，抗精神病薬剤数は減少し，抗パ薬使用率が低下するなど処方の単純化が生じていた。安全性に関しては，血液検査結果，QTc，BMI からは olanzapine 高用量に伴う明らかな変化は認めなかったが，白血球数減少，GPT・トリグリセリド値の増加の傾向があった。さらに空腹時血糖値については，有意な変化は認められなかったが，44例中6

例(14%)に高血糖が認められた。つまり,olanzapine 高用量治療は,重症症例に対してかなり好ましい効果をもたらし,安全性に著しい問題は生じさせていないことが示唆された。

　厚生労働省は7万2千人の社会的入院患者を10年間で退院させる方針を打ち出しており,今後長期入院患者の退院促進と精神病床削減という課題を解決していかなければならない。これまで重症慢性精神病患者に対し,わが国の精神医療は隔離収容主義と多剤併用大量処方で対応しており,その本質的な治療技法の論議は十分とはいえない。本報告は重症症例の一部は olanzapine 高用量に伴って改善が可能で,これに強力な支援が組み合わせられれば地域生活が成立するかもしれないことを示したという点で重要である。今回の調査において,CGI 全般改善度で「1.非常に大きな改善」「2.大きな改善」を示すような,olanzapine 高用量治療により著しい改善を示した症例は1ヵ月後12%,3ヵ月後23%,6ヵ月後24%と多くはない。しかし,軽度の改善も含め,改善を示した症例は1ヵ月後では40%を超え,3,6ヵ月後は半数を超える。このような薬物治療による改善を足がかりにして,デイケア,訪問による支援,本人や家族への治療教育などの心理社会的治療,さらにはスタッフの治療的関わりが可能な支援付き住居などを組み合わせることではじめて治療成果が得られ,患者の社会適応が改善するのである[8]。

　さて,olanzapine の高用量が通常量と比べてどの程度のリスクの増大をもたらすのかが大きな問題になる。この点については,本報告でもいくつかの検討を行うことができた。

　まず錐体外路症状に関しては olanzapine 高用量で大きなリスクの増大は生じさせないのではないだろうか。今回の検討では錐体外路症状を評価スケールでモニターすることはできなかったが,抗パ薬の併用率が減少傾向を示していることや錐体外路症状による中止例が1例だけであったことがこれを示唆している。Farde ら[7]は,従来型抗精神病薬では D_2 受容体占拠率が74~82%で錐体外路症状のリスクが高まると報告しているが,

Meisenzahlら[18]は，olanzapine 20mg/日を超す高用量ではD_2受容体占拠率73～86％と報告し，これはFardeらの閾値を超えている。しかし，この報告の中で，olanzapine高用量と常用量では錐体外路症状の出現頻度に有意差はなく，高用量群に生じた錐体外路症状は極めてマイルドであり，5例では自然に消失して抗パ薬は必要なく，1例のみがbiperidenの投与を必要としていた。このようにolanzapineは高用量でかなり高いD_2受容体占拠率を達成できるが，錐体外路症状が比較的少ないことが示された。この理由として，olanzapineの5-HT_2受容体への高い占拠率，olanzapine自体の抗コリン作用，さらにはD_2受容体へのlooser binding等の特性が関与しているかもしれない[9]。

また，olanzapine高用量はその高いD_2受容体占拠率から考えて，プロラクチン値の上昇が懸念される。Bronsonら[1]は，olanzapine高用量を投与した8例の平均プロラクチン値は高かったと報告している。一方，Karagianisら[14]は，olanzapine 20mg/日以上投与した24例のプロラクチン値を測定し，olanzapine高用量によりプロラクチン値の有意な上昇は認めないと報告している。本調査では，プロラクチン値を測定していないためこれを検討することはできないが，少なくともプロラクチン値上昇に伴う副作用により，olanzapine高用量が中止された症例はない。しかし，olanzapine高用量投与中のプロラクチン値上昇に関連した副作用の出現には，一定の注意が必要であろう。

本報告では，体重についてolanzapine高用量と常用量を比較して有意差は認められなかった。Bronsonら[1]はolanzapine高用量治療を行った8例中7例で体重が増加し，平均体重増加は8kgであったとしている。体重増加がolanzapine高用量によって常用量よりも多く生じるのかどうかは，今後の検討課題である。また，肝機能障害に関して，Bronsonら[1]はGPT上昇を報告しており，我々の調査でもGPT値が上昇する傾向を認めた。さらに今回の検討で白血球数低下や脂質代謝異常の傾向も明らかになったので，これらを含めた定期的なモニタリングが必要であろう。

今回，olanzapine 高用量投与中に高血糖を認めた症例は 6 例であった。しかし，olanzapine 高用量中に糖尿病が新たに発症した症例は 1 例のみであった。Koller ら[15]は，olanzapine 投与量と血糖値については有意な関係は認められず，olanzapine に関連した高血糖は olanzapine の用量依存的に出現するものではないと報告している。しかしケトーシスやケトアシドーシスを生じた症例の olanzapine 投与量は，生じなかった症例の投与量よりもやや多い傾向があるとも述べている。今回の調査だけでは olanzapine 高用量では通常量よりも高血糖リスクが増大するのかどうかは明らかではない。

QTc に関しては，olanzapine 40mg/日で QTc 延長が見られ，olanzapine 中止により QTc がベースライン値に戻ったという症例報告がされている[5]。しかし本調査では olanzapine 高用量と常用量に QTc の有意差は認めなかった。Olanzapine は 20mg/日まででは QTc 延長に大きな影響を及ぼさないといわれているが[3]，高用量に関しては十分検討されていない。Olanzapine 常用量範囲内において olanzapine 投与量と QTc 間隔は比例するとされており[3]，この点についても今後の検討が必要であろう。

本報告は，olanzapine 高用量の naturalistic study であり，プロトコールを有した臨床試験とは異なる。そのために様々な点について今後の検討課題がある。本報告の対象症例は，重症例が多いと思われるが，その薬物治療歴や重症度などは厳密に規定されていない。また olanzapine 通常量の有効性の有無の検討期間が定められておらず，本報告の有効例が高用量だけに反応して，通常量では改善しなかったかどうかは十分明らかではない。各種臨床検査なども同じ頻度で定期的に行われたものではない。しかし，世界的に見ても olanzapine 高用量治療については，なお十分な検討がなされてはおらず，本報告はこれまでの報告の中では最も多い症例数を検討した結果であり，十分な意義があるものと思われる。

今後，olanzapine 常用量と高用量を前向きに比較検討する二重盲検試験が行われる必要があることはいうまでもない。このような試験を繰り返し

行うことではじめて,olanzapine 高用量の有効性・安全性が明らかになるであろう。2003年版の Expert Consensus Guideline[12]からも,エキスパート達は製造者によって推奨されている用量より高い用量で,olanzapine を用いる場合もあることが示されているため,イーライリリー社が高用量の臨床試験について前向きに検討することを願っている。さらに,olanzapine 高用量が世界的にその位置づけを確立するためには,その cost/benefit の観点からも十分吟味することも不可避であろう。

文　献

1) Bronson, B. D. and Lindenmayer, J. P.: Adverse effects of high-dose olanzapine in treatment-refractory schizophrenia. J. Clin. Psychopharmacol., 20: 382–384, 2000.
2) Conley, R. R., Tamminga, C. A., Bartko, J. J. et al.: Olanzapine compared with chlorpromazine in tretment-resistant schizophrenia. Am. J. Psychiatry, 155: 914–920, 1998.
3) Czekalla, J., Beasley, C. M. Jr., and Dellva, M. A. et al.: Analysis of the QTc interval during olanzapine treatment of patient with schizophrenia and related psychosis. J. Clin. Psychiatry, 62: 191–198, 2001.
4) Davis, J. M. and Chen, N.: The effects of olanzapine on the 5 dimensions of schizophrenia derived by factor analysis: Combined results of the North American and International Trials. J. Clin. Psychiatry, 62: 757–771, 2001.
5) Dineen, S., Withrow, K., Voronovitch, L. et al.: QTc prolongation and high-dose olanzapine. Psychosomatics, 44: 174–175, 2003.
6) Dursun, S. M., Gardner, D. M., Bird, D. C. et al.: Olanzapine for patients with treatment-resistant schizophrenia: A naturalistic case-series outcome study. Can. J. Psychiatry, 44: 701–704, 1999.
7) Farde, L., Nordstorm, A. L., Wiesel, F. A. et al.: Positron emission tomographic analysis of central D1 and D2 dopamine receptor occupancy in patients treated with classical neuroleptics and clozapine. Relation to extrapyramidal side effects. Arch. Gen. Psychiatry, 49: 538–544, 1992.
8) 藤井康男, 稲垣 中, 宮田量治:「治療抵抗性」の論議から得られるものは? 日精協誌, 18(4): 14–19, 1999.
9) 藤井康男:治療抵抗性統合失調症患者への olanzapine の位置づけ―投与量に関する

文献的検討. 臨床精神薬理, 6 : 427–439, 2003.
10) 稲垣 中, 稲田俊也, 藤井康男他 : 向精神薬の等価換算. 星和書店, 東京, 1999.
11) Kane, J., Honigfeld, G., Singer, J. et al. : Clozapine for the treatment-resistant schizophrenic : a double-blind comparison with chlorpromazine. Arch. Gen. Psychiatry, 45 : 789–796, 1988.
12) Kane, J. M., Leucht, S., Carpenter, D. et al. : Expert Consensus Guideline Series : Optimizing Pharmacologic Treatment of Psychotic Disorders. J. Clin. Psychiatry, 64 : 1–100, 2003.
13) Kapur, S., Zipursky, R. B., and Remington, G. : Clinical and theoretical implications of 5-HT2 and D2 receptor occupancy of clozapine, risperidone and olanzapine in schizophrenia. Am. J. Psychiatry, 156 : 286–293, 1999.
14) Karagianis, J. L. and Baksh, A. : High-dose olanzapine and prolactin levels. J. Clin. Psychiatry, 64 : 1192–1194, 2003.
15) Koller, E. A. and Doraiswamy, P. M. : Olanzapine-associated diabetes mellitus. Pharmacotherapy, 22 : 841–852, 2002.
16) Lerner, V. : High-dose planzapine for treatment-refractory schizophrenia. Clin. Neuropharmacol., 26 : 58–61, 2003.
17) Lindenmayer, J. P., Volavka, J., Lieberman, J. et al. : Olanzapine for schizophrenia refractory to typical and atypical antipsychotics : an open-label, prospective trial. J. Clin. Psychopharmacol., 21 : 448–453, 2001.
18) Meisenzahl, E. M., Dresel, S., Frodl, T. et al. : D2 receptor occupancy under recommended and high doses of olanzapine : an iodine-123-iodobenzamide SPECT study. J. Psychopharmacol., 14 : 364–370, 2000.
19) 三澤史斉, 藤井康男 : 重症統合失調症患者に対する新規抗精神病薬治療の意義—Olanzapine 高用量治療の可能性. 臨床精神薬理, 6 : 1575–1585, 2003.
20) Tollefson, G. D., Birkett, M. A., Kiesler, G. M. et al. : Double-blind comparison of olanzapine versus clozapine in schizophrenic patients clinically eligible for treatment with clozapine. Biol. Psychiatry, 49 : 52–63, 2001.
21) Volavka, J., Czobor, P., Sheitman, B. et al. : Clozapine, olanzapine, risperidone, and haloperidol in the treatment of patients with chronic schizophrenia and schizoaffective disorder. Am. J. Psychiatry, 159 : 255–262, 2002.

第10章

統合失調症以外への olanzapine の可能性
―― 優しく易しい治療を求めて ――

阿 部 佐 倉

I. は じ め に

　従来から躁病・躁状態，精神病性うつ病や焦燥の強いうつ病，境界性人格障害の興奮や感情易変性，中毒性・器質性精神障害のせん妄や精神病状態，解離性障害における混乱状態など，統合失調症以外の様々な疾患や状態に対して抗精神病薬が用いられてきた。本邦で統合失調症以外の精神疾患に対して適応を有している抗精神病薬は，chlorpromazine（躁病や神経症における不安・緊張・抑うつ），levomepromazine（躁病，うつ病における不安・緊張），haloperidol と sultopride（躁病），sulpiride（うつ病）などわずかに過ぎない。そして，新規抗精神病薬は今のところ，わが国では統合失調症以外の適応を有していない。

　一方，海外では，olanzapine, risperidone, quetiapine, aripiprazole は I 型双極性障害の急性躁病に対しての適応があり，さらに olanzapine は双極性障害の維持療法，再発予防に対して承認され，気分安定薬としての適応も有している。

　これまで多くの報告で論じられてきた統合失調症治療における新規抗精神病薬の利点から，新規抗精神病薬は，従来定型抗精神病薬が用いられてきた病状により有用である可能性や定型抗精神病薬にはみられなかった効果を有する可能性がある。すでに臨床現場では統合失調症以外の疾患に対

して用いられているのが現状ではないだろうか。

本稿では，先ず olanzapine におけるこれまでの統合失調症以外の疾患に関する報告を概観した後，筆者の使用経験からその利点や留意点を述べてみたい。

II．これまでの統合失調症以外の疾患に対する知見

新規抗精神病薬の適応外使用については，すでにいくつかのレビューで取り上げられているので[26,30]，ここでは簡単に olanzapine の報告を振り返ってみる。

1）気分障害

最近のガイドラインでは双極性障害の第一選択薬として新規抗精神病薬が挙げられている[1,19,28]。特に olanzapine は，以下に示すように双極性障害に対する多くの報告がある。

①躁病，躁状態，混合型：I型双極性障害の急性躁病に対して olanzapine は，プラセボに比べ有意な改善が認められ[43,44]，valproate と比べても有効性は同等[35]もしくは有意に効果が高く[45]，lithium と比較しても有効性および副作用に差は認められなかった[7]。再発率は lithium に比べて低く，気分安定薬としての有用性が示されている[47]。さらに，valproate または lithium と併用することによる増強効果や[2]，dysphoria を伴う躁病に対して有効性が示されている[3]。

②急速交代型双極性障害：Olanzapine は急速交代型に対して valproate と同様の有効性を示し，非急速交代型に対しては valproate よりも高い効果が認められた[42]。また，気分安定薬との併用でより高い効果が得られている[12]。

③双極性うつ病：Olanzapine はI型双極性障害のうつ症状を改善し，fluoxetine を併用することにより効果はさらに増強された[46]。しかも，躁転やうつ転といった再発率に olanzapine 単独群と fluoxetine 併用群に有意

な差はなく，olanzapine単独での再発防止効果が示されている[23]。

④重症のうつ病：ラットにolanzapineとfluoxetineを同時に投与すると，前頭皮質の細胞外ノルエピネフリン濃度を上昇させると報告されている[18]。臨床的にも治療抵抗性うつ状態や遷延したうつ病に対してolanzapineとSSRIの併用が有効との報告[33,40]や精神病性うつ病に対するolanzapineの効果が報告されている[36]。

2）器質性精神障害

せん妄に関する文献レビューでrisperidone，olanzapineの有効性が報告されている[9]。また，olanzapineは，レビー小体型認知症[13]や認知症の興奮に対して，risperidoneは認知症の幻覚妄想に対して有効性が確認されている[4]。しかし，脳血管障害による死亡例が報告され，米国食品医薬品局（FDA）からは認知症の問題行動に対して使用するべきでないとの勧告が出されていることもあり，投与の際は十分な注意が必要であろう。

3）中毒性精神障害

Olanzapineのヘロイン依存患者における興奮症状[17]やコカインの依存・禁断症状に対する有効性[38]が報告されているが，逆にコカイン依存を悪化させたという報告[22]もある。

4）不安障害

Olanzapineは統合失調症の抑うつ・不安症状に対して直接的な効果を有している[48,49]が，治療抵抗性を示す強迫性障害に対して抗うつ薬，特にSSRIとolanzapineを併用することによる増強効果も報告されている[11,14,39]。また，社会不安障害に対する効果や[6]，SSRI治療抵抗性を含めたパニック症候群に対する効果も報告されている[16,25]。

5）解離性障害

Olanzapineは戦争体験後の外傷後ストレス障害（PTSD）に対して効果がみられ[31]，fluphenazineと比較した有用性も報告されている[32]。

6）摂食障害

思春期の摂食障害患者で，olanzapine投与に精神療法を組み合わせるこ

とでより高い効果が認められ[15]，体重の回復，うつ症状，興奮，食事摂取に対する不安も軽減し，睡眠も改善した[5,8]との報告がある。

7) 境界性人格障害

行動療法とolanzapineの併用療法は脱落率が低く，うつ症状，不安，衝動性，興奮などの精神症状が改善したとの報告や[41]，また，女性患者で情動，認知，衝動性，人間関係に改善が認められた[50]との報告がある。

8) 発達障害

広汎性発達障害の多動や異常行動に有効とする報告[24]や，haloperidolとの比較で，自閉症に対するolanzapineの有効性が示されている[27]。また，アスペルガー症候群[29]やトゥレット症候群[10]に対する効果も報告されている。

III. 自 験 例

1. 気分障害

1) 急性躁病・躁状態

従来急性の躁病・躁状態に対しては，気分安定薬にzotepineやsultoprideなどの定型抗精神病薬が併用されることが一般的であったが，過鎮静や錐体外路症状などの副作用や，それに伴うquality of life (QOL) の低下，服薬拒否が問題となることが多かった。そこで筆者は，前述のように欧米では新規抗精神病薬のいくつかは双極性障害の第一選択となっていることから，急性の躁病・躁状態に対して各新規抗精神病薬を用いてみたが，特にolanzapineが有用との印象を持っている。

先ず，筆者が2001年6月～2004年9月の間にolanzapineによる治療を試みた躁状態21例の調査結果を示し，急性躁病に対する印象を述べてみたい。

a) 急性躁状態21例の背景

対象症例は男性14名，女性7名で平均年齢は49.2歳，平均罹病期間は

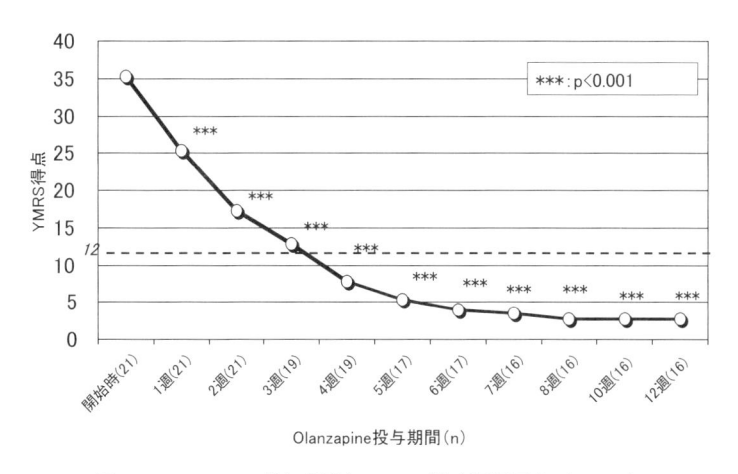

図1　Olanzapine 投与期間と Young 躁病評価尺度（YMRS）

19.1年であった。DSM-Ⅳによる診断は双極性障害15例，統合失調感情障害4例，統合失調症の躁状態2例である。入院が17例と多く，急速交代型の基準を満たすものが10例と約半数を占めた。最後の病相は躁が7例，うつが8例，混合状態が1例，今回の躁病エピソードが気分障害の初回エピソードであるものが3例で，統合失調症の2例は躁状態は初回エピソードであった。

　なお患者には，本邦で olanzapine は適応外ではあるが海外では承認されており，臨床経験上も有用であることや副作用（特に血糖値上昇のリスク）などについて説明し同意を得た。

　b）調査結果

　①Olanzapine 投与後の反応，寛解スピードを Young 躁病評価尺度（YMRS）に準じて評価し，海外の試験[37]を参考に YMRS 合計点が50％以下に減少した場合を反応あり，合計点が12点以下となった場合を寛解とした。2例を除き気分安定薬を併用したが，3分の2の症例では olanzapine 投与後2週間以内に反応が見られ，2～3週間で寛解に至った。全体の平均でも反応は2～3週間，寛解は3～4週間で得られ（図1），寛解スピ

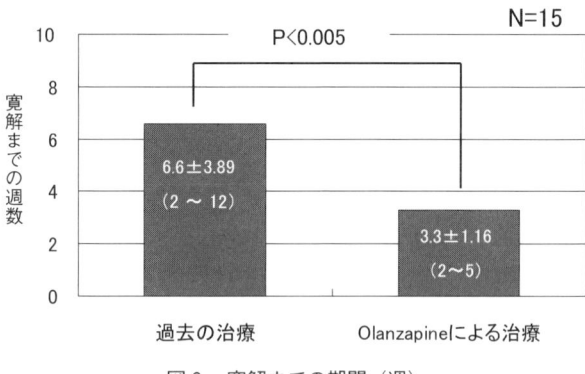

図2 寛解までの期間(週)

表1 過去に使用された躁病治療薬 (N=17)

薬剤カテゴリー	症例数	用量±SD (mg/日)	(最小値〜最大値)
治療歴なし	4		
気分安定薬14例			
valproate	3	666.7 ± 416.33	(200〜1,000)
lithium	11	627.3 ± 228.43	(300〜1,200)
carbamazepine	4	475.0 ± 150.00	(300〜600)
clonazepam	1	1.5	
抗精神病薬16例			
haloperidol	5	5.1 ± 2.88	(3〜10)
zotepine	4	175.0 ± 86.60	(100〜300)
levomepromazine	9	175.0 ± 111.36	(10〜300)
sultopride	5	920.0 ± 460.43	(600〜1,600)
risperidone	3	5.7 ± 5.51	(2〜12)
thioridazine	1	150.0	
bromperidol	2	19.5 ± 23.33	(3〜36)
抗コリン薬13例			
promethazine	6	112.5 ± 91.86	(75〜300)
biperiden	10	3.9 ± 1.45	(3〜6)
amantadine	1	100	
電気けいれん療法	2		

表 2　過去の治療薬による有害事象
(N＝17, 16/17, 94.1%)

有害事象	発現例数	(%)
振戦	14	82.4%
眠気	8	47.1%
ふらつき	7	41.2%
アカシジア	4	23.5%
口渇	4	23.5%
流涎	3	17.6%
筋強剛	2	11.8%
倦怠感	2	11.8%
便秘	2	11.8%
アキネジア	1	5.9%
急性ジストニー	1	5.9%
歩行障害	1	5.9%
血糖値上昇	1	5.9%
体重増加	1	5.9%
脱力	1	5.9%

ードは過去の治療薬に比較して有意に速かった (図 2)。

②Olanzapine の平均開始用量は15mg, 平均最高用量は22.4mg, 平均維持用量は19.5mg と比較的高用量であった。

③有害事象の発現頻度は, 眠気8例 (38.1%), ふらつき5例 (23.8%), 血糖値上昇3例 (14.3%), 振戦, 食欲増大, 体重増加, 構音障害, トリグリセリド上昇が各々2例 (9.5%), 口渇が1例 (4.8%) であった。血糖値が上昇した3例はolanzapine を中止した。表1および表2に, 過去に躁病相の治療歴がある17例について, その際の治療薬と有害事象を示した。Olanzapine が高用量のためか, 眠気・ふらつきの出現頻度は過去の治療薬と同程度であったが, 錐体外路症状 (EPS) の出現頻度はわずかであった。

④過去の治療薬に比較してolanzapine 投与後の病相回数は有意に減少した (図 3)。

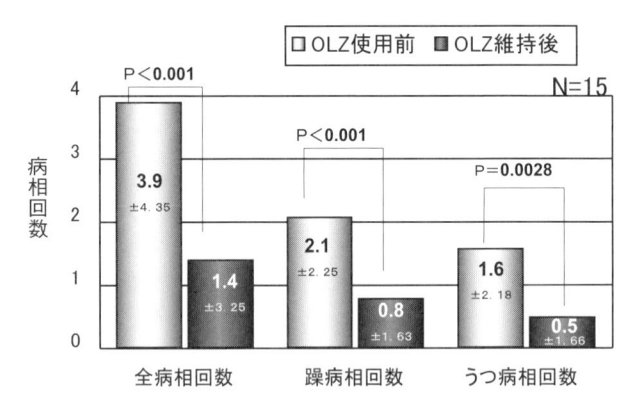

図3　1年間の病相回数の変化

c）急性躁病・躁状態における olanzapine の印象と使用上の注意点

①症例の多くは比較的治療抵抗性であったが，急性躁病エピソードを不快な副作用を経験することなく速やかな改善が期待できる。②急速交代型など治療抵抗例や不機嫌，攻撃性の気分安定化にも有用で，不快感やうつ転が少なく笑顔を保ったままいつの間にか寛解している印象がある。③Olanzapine の使用量は統合失調症治療時よりも高用量が必要かもしれない。④血糖値上昇の発現率は統合失調症患者に比べ高い可能性がある。そもそも双極性障害や統合失調感情障害の糖尿病出現率は統合失調症に比較して高率との報告もあり[34]，1〜2週に一度の慎重な血糖チェックを行い耐糖能に異常が見られたら漸減中止する。

具体的な投与方法としては，15〜20mg から開始し，ケースによっては 40mg までの増量を検討する。ただし適応外であることから，現時点では急性期の使用に留めるべきであり，最初から気分安定薬を併用する。初期から効果が発現し，多くは4週以内で寛解状態に至るので，その後は気分安定薬で維持できる場合が多い。

次に激しい急速交代型双極性障害が劇的に安定した症例を示す。

2）急速交代型

症例1　40歳代，女性，I型双極性障害，急速交代型

病歴：18歳時，躁状態で発症し，2回，38歳頃から急速交代型となり，8回の入院歴がある。躁状態では激昂し保護室隔離や身体拘束を要し，うつ状態のときは昏迷ないし亜昏迷となる。躁とうつ状態がめまぐるしく交代し，時に激越うつ病など混合状態を呈した。薬物を減量すると，たちまち躁状態となり，lithiumは効果がなく，逆に躁状態を遷延させた。X_1－1年10月から抑うつ状態で大量服薬してA病院へ入院したが，躁転，うつ転を繰り返していた。X_1年2月から躁状態となり，トイレットペーパーや布を燃やすなどの行動があり，抗精神病薬が増量された。その後不機嫌で落ちこみ臥床がちとなったため，paroxetineが追加された。いくぶん気分が改善したためparoxetineは中止され，4月下旬にA病院を退院し，5月上旬，心機一転新たな病院での治療を奨められ，当院に転入院した。

入院時：「退院直後はうつ。その後また上がって何でもできそうな気がするのよ。もうジッとしていられなくて，入院しないと今後大変だぁ」と，病的爽快気分があり軽躁状態だが，薬の影響で表情は乏しく，アカシジアも認めた。入院時の処方は，①sultopride 1,600mg, levomepromazine 300mg, zotepine 125mg, carbamazepine 600mg, valproate 1,000mg, promethazine 300mg, biperiden 6 mg, pantethine 3.0g, 大建中湯7.5g, MgO 3.0g, dimethicone 3錠, neostigmine bromide 3.0g, 以上分3，②nitrazepam 10mg, flunitrazepam 2 mg, lormetazepam 1 mg, sennoside 2錠, 以上就寝前，と多剤大量であった。薬物治療の方針はolanzapineとvalproateのみの処方を目標とし，他剤は漸減中止する。興奮はolanzapineとvalproateの増量で対応し，抗うつ薬は使用しないこととした。

治療経過（図4）：アカシジアがあるため先ずsultoprideを減量し，carbamazepineの減量とvalproateの増量をした。「気分が良いので薬を固定して」との訴えがあったがsultoprideとcarbamazepineの減量を進め

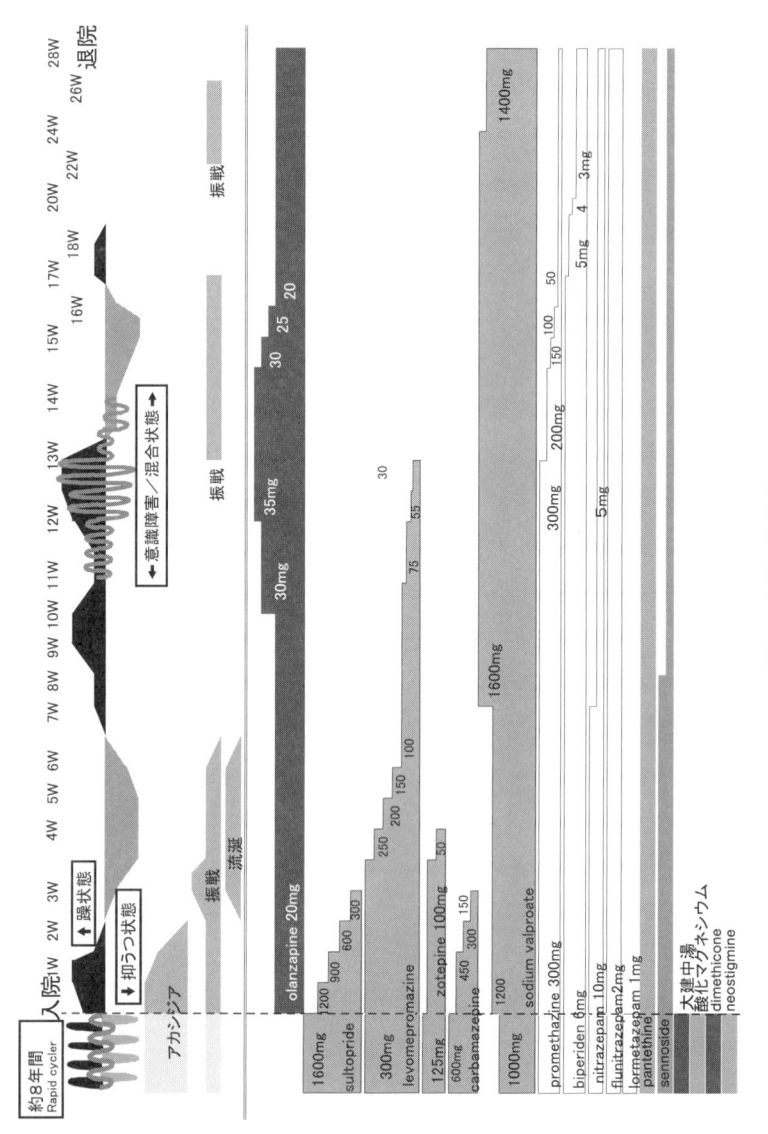

図 4 症例 1 経過表

た．しかし，その後うつ転，思考制止が目立ち，終日臥床．振戦が一時増悪し流涎も出現したため，sultopride と carbamazepine を中止し，zotepine と levomepromazine を減量したところ，うつ状態が改善し，振戦も軽減，流涎は消失した．しかし直後から，再び軽躁を呈したため valproate を増量したが改善せず，olanzapine を増量した．躁状態は軽減したが，夜間廊下で放尿，全裸で歩く，翌日記憶がないといった，もうろう～せん妄状態となり，12週後には「9回2アウト満塁ホームラン，もう新渡戸稲造には負けないぞ～」と叫び，滅裂，興奮，易刺激性，攻撃性が強く，躁的だが不安定で，意識障害や混合状態を思わせた．Levomepromazine，promethazine の減量を進め，olanzapine を増量して単剤化へ向かった．他患者への過干渉，全裸での徘徊は継続し，泣いたり怒ったり笑って冗談を言ったりと，著しく不安定な混合状態が2週間ほど持続したが，次第に混合状態から通常の抑うつ状態となったため promethazine と olanzapine を減量した．その後抑うつ状態は改善したが，逆にやや軽躁的となった．本人も「少し上がりそうかな～ここが先生の腕の見せ所」と軽口を言うが，18週後には状態も良好となり，それ以降の感情状態は安定している．

　症例1のポイント：急速交代型に対して抗うつ薬は状態の不安定化を招くため極力用いないことが原則である．持続する興奮状態には定型抗精神病薬の多剤大量投与ではなく，将来を考えて，いかに新規抗精神病薬単剤で我慢して粘れるかがポイントである．Olanzapine には優れた静穏化作用と気分安定化作用があり，忍容性が高いためケースによっては思いきって単剤で40mg までの使用を検討するべきであろう．

　Olanzapine は躁状態のみならず，抑うつ状態にも有用である．次に遷延したうつ病の症例を呈示する．

　3）双極性うつ病
症例2　30歳代，男性，Ⅱ型双極性障害
　病歴：病前性格は循環気質．大学卒業後は会社員．29歳と30歳の夏に不

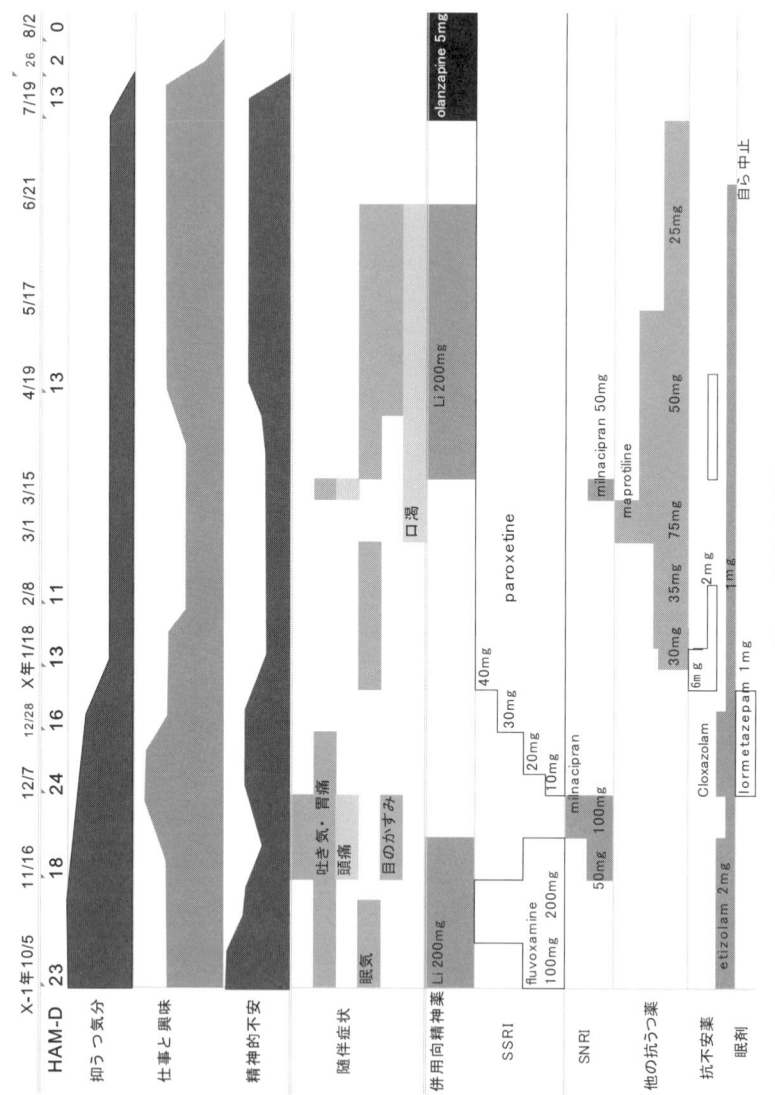

図 5 症例 2 経過表

眠が続き，睡眠導入剤を服用し改善した．翌年明らかな抑うつ状態に陥り，大量服薬と頸部切傷をして初診．初回エピソードの改善まで1年6ヵ月を要し，最後の1ヵ月間は軽躁エピソードを呈した．今回まで計7回のうつ病エピソードと2回のうつ病相回復後の軽躁エピソードがある．

　これまでの治療経過：うつ病相が遷延し，意欲低下が持続した．Mianserin と amoxapine の高用量で改善しかけたが，EPS を経験して薬剤への抵抗が強くなり中止．以後，clomipramine, lithium, 抗不安薬の併用で改善するが，副作用のため服薬を中断し再発を繰り返した．

　今回エピソードの経過（図5）：服薬中断により X_2-1 年10月に中等度のうつ状態を再発．Fluvoxamine, milnacipran は効果が乏しく，paroxetine では意欲低下が遷延した．Maprotiline を併用したところ2週後から TV ゲームに興じるようになったが効果は持続せず，以後 lithium の追加や，milnacipran の再投与など治療者も迷走する状況に陥った．X_2 年7月中旬から maprotiline を olanzapine に変更したところ，1週後に「これまで煩わしかったジミヘンが心地良く聞こえるようになった」と言い，2週後には「姪と甥を連れて十数年ぶりに海水浴に行ってきた．ビキニは良いね」「スイミングクラブに入会した」「調子の良かった頃を思い出してきた」と行動的，軽躁気味となったが，以後安定して意欲的な状態を維持し復職に至った．

　症例2のポイント：遷延しているうつ病相が，実は双極性うつ病や精神病性うつ病のことがある．遷延し治療抵抗性の場合には olanzapine 2.5〜5 mg を併用すると投与初期から反応が見られることが多い．逆に投与直後に何も反応がない場合は無効のことが多いように思われる．ただし，選択的セロトニン再取り込み阻害薬（SSRI）の併用は，躁転や興奮性惹起のリスクもあり症例の選択は慎重に行う必要がある．

　以上のように olanzapine は気分障害に有用であるが，器質性の躁状態にも効果的である．以下に，ステロイドによる躁状態，続いて認知症での使用例を呈示する．

2. 器質性精神障害

1) ステロイド精神病の躁状態

症例3　40歳代，女性，成人型Still病

持続発熱，多発性関節痛，紅斑性皮疹，好中球増多，頸部リンパ節腫脹，脾腫，肝肥大，フェリチン異常高値があり成人型Still病の診断でX₃年当院内科に入院。Prednisolone 60mgに加えmethylprednisolone 1 g/日のパルス療法がなされたが，多弁，不眠，気分高揚と易不安性が出現した。Hydoroxyzineとzopicloneが投与されたが効果はなく，内科医より「泣いたり怒ったり喋り続けて手がつけられない。しかしprednisoloneは中止できない。病室の窓から飛び降りるのではないか心配」とのことで精神科に紹介となった。初診時，多弁多動で病的爽快気分と観念奔逸，行為心迫があり激しい躁状態であると同時に不安・気分易変性も認めたが，自殺念慮はなく内科病棟で治療することにした。入院来血糖値に問題が無いことを確認し，即時olanzapine口腔内崩壊錠10mgを投与した。1時間後から大人しくなり，就寝前にさらに10mgを服用し8時間良眠。翌日「久しぶりにぐっすり眠った」と喜んでいた。犬の真似をして吠え続けるなど躁状態が持続したが前日程の激しさはなく，内科スタッフでの対応が可能であった。その後血糖値を測定しながら，2日間olanzapine口腔内崩壊錠（10）3錠を朝・夕・就寝前分3で投与した。軽躁状態まで改善したためolanzapineは漸減中止したが，prednisolone40mgまで減量となった頃から軽躁状態も改善した。

症例3のポイント：ステロイドパルス療法によって惹起され持続した躁状態。本症例のように迅速な状態改善が必要な場合，高用量からolanzapineを投与することでQOLを落とすことなく速やかな静穏化が可能である。またステロイドの継続が不可欠であるなど血糖値上昇のリスクが高い場合は，より慎重な血糖値チェックと状態改善後は速やかな減量中止も考慮すべきである。

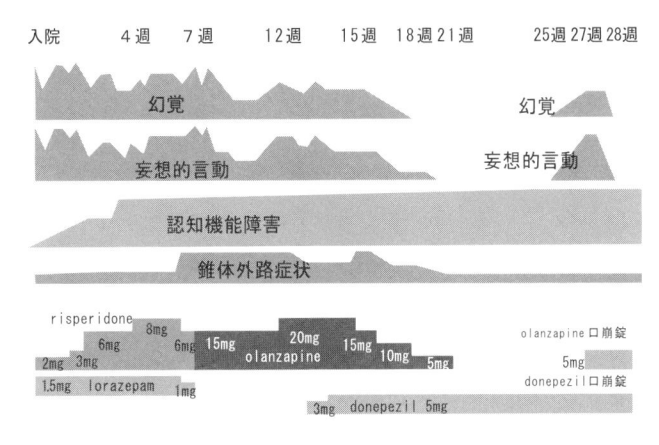

図6　症例4経過表

2）認知症に伴う精神症状・問題行動
症例4　60歳代，男性，レビー小体型認知症（幻覚妄想，興奮）

中学校を卒業後会社員。几帳面で融通がきかない性格。結婚し二子をもうけたが，45歳時に離婚して母親と二人で暮らしていた。母親が亡くなってからは独りとなり，定年退職後は貯えで生活していた。

X_1年4月から「日中サングラスをした人が外で見張っている。夕方になると30人くらいの人が家にやって来る」と知人に話していた。5月下旬，夜間知人宅を訪ね，アイスピックを手に「4人刺してきた。殺される，恐くて家に帰れない」と言うためB病院脳外科を受診。頭部CTの所見は年齢相応の萎縮のみで，当院に紹介され入院となった。入院時，話す内容は迂遠冗長でまとまりを欠き，「体全体に足や手が沢山ついているお客が突然来て恐かった。（部屋に貼ってある）映画スターの写真の分身が，"私19歳ですよ"と言う。写真を破いたら言わなくなったが，違うグループが追ってくる。それで刺して走って逃げた」と幻覚妄想状態にあり，強い恐怖を抱いていたが，現実ではないかもしれないと幾分病識もあった。

治療経過（図6）：Risperidone 2 mg と lorazepam 1.5mg から投与を開始。「息子が大手銀行の頭取だが，親としては仕送りしなければ」「電車遅

いですね。これから息子に会いに行くのです」など唐突な発言があったが，穏やかに経過。入院2日後から看護師に「あんたの顔が火に見える」「地下で空砲が鳴っている」「老人暴力団組長が来る，殺される」などと怖がり，ベランダの鉄格子によじ登る，ガラスを割りサッシを振り回すなどの興奮状態が動揺性に出現するようになったためrisperidoneを8mgまで増量した。しかし，振戦，筋強剛，流涎が次第に増悪し，見当識障害，記銘力低下も顕在化したため，risperidoneを6mgに減量したが，猜疑心が強く，拒食・拒薬するため，入院7週後一気にolanzapine 15mgに変更し，EPSは軽減，妄想的言動も減少した。入院12週後「外国人がライフルを持って殺しに来る」と再び興奮したためolanzapineを20mgに増量。13週時点で長谷川式簡易痴呆スケール改訂版10点，IQは鈴木ビネーで45だったため，donepezilを開始した。その後も症状は動揺性で，再びEPS発現と理解力低下が目立つためolanzapineを漸減し，21週後に中止した。25週後から再び妄想的言動が出現し，27週後には「白い，く，く，薬……，母親食ってしまった。母親の骨で作ったものだ」と興奮。錠剤を拒薬し，服薬の際に飲む水も「何か入っている，臭い，味もおかしい」と拒否するため，donepezilを口腔内崩壊錠とし，さらにolanzapine口腔内崩壊錠5mgを追加した。これらの剤型の受け入れは良く，看護師の負担も軽減した。28週後以降は幻覚妄想，興奮はなくなった。会話はチグハグで，吃り，記銘力低下，見当識障害は残り，軽度の振戦はあるものの，表情は明るく穏やかに経過した。

　症例4のポイント：認知症で拒薬や嚥下に問題のあるケースはdonepezil口腔内崩壊錠とolanzapine口腔内崩壊錠のコンビネーションが投与し易い。Olanzapineは感情安定化作用，不眠・せん妄への効果などを有し全体的な状態の改善をもたらす印象がある。高齢者ではEPSや傾眠など過鎮静が問題となるが，olanzapineは症例4のようにEPSを有する患者にも比較的安全である。用量は5mg以下で有効なことが多いが，olanzapine口腔内崩壊錠には5mg未満の剤型が無いのが難点ではある。誤差

は生じるであろうが半量に割って投与するのも一法であろう。
　次に神経性無食欲症に対する使用例を2例呈示する。

3．摂食障害
症例5　30歳代，女性，神経性無食欲症
　20歳頃から拒食。心療内科で治療を受け3回の入院歴がある。X_5年6月に低血糖のためC病院内科に救急車で搬送され入院。「自分の意志に反して栄養を入れられるのは嫌」と拒否的なため当院に転入院した。入院時体重26kg，総蛋白4.9g/dl，アルブミン3.0g/dl，総コレステロール61mg/dl，中性脂肪15mg/dl，カリウム3.0mEq/l，血糖23mg/dlと低値であった。「本当は食べたいのに，他人が残した量以上を残そうと考えてしまう」「体重を増やしたいのに，増えるのが怖く，減ると安心する」と強迫症状を認めた。補液と経腸栄養剤と共にparoxetineを40mgまで漸増し，入院約8週で30kgとなったが，食事への強迫観念は強く，補液終了後は再び体重が減少した。10週後からolanzapine 2.5mgを追加し，1週ごとに2.5mgずつ増量した。7.5mgとなった頃から食事量は同じながら「まあいっか～と思うこともある」と言い，10mgとなってから牛乳を飲むようになった。12.5mgとなった14週後からは「油っぽいものでも給食なら安心だと思える。体重が増えてもあまりショックではない」と食事は全量摂取可能となった。以後，体重は35kgで維持。有酸素運動，レクリエーション，栄養指導にも参加。外泊中もこだわりは強いもののバランスのとれた食事ができるようになり20週で退院となった。

症例6　10歳代，女性，神経性無食欲症
　子供の頃から努力家，完全主義。小学5年の頃から両親が別居し，母親と暮らしていた。中学3年の時にブスと言われたことを気にして，ダイエットを開始。3ヵ月で50kgの体重が45kgに減少したが，お腹だけが凹まないと極端に食事を減らし，2週間で40kgまで減少した。それでもお腹

が出ていると転げ回って泣くため精神科クリニックでカウンセリングを受けていた。体重は32kgまで減少。不眠が続き，不登校となり，X_6年11月に初診した。

治療経過：すべき思考，強迫傾向が強く，「皆は努力しないのに体型が良いのが悔しい」と泣き続け，感情が不安定。食事は御飯を大さじ1杯と味噌汁を大さじ1～2杯程度であった。支持的な対応に加えsulprideを50mgから1週で100mgまで増量したが状態は改善しなかった。Sulprideを中止し，olanzapine 2 mgに切り替えたが，3週後に体重は30kgに減り，感情不安定で母親への攻撃が続いたためolanzapineを3 mgに増量。4週後から少し食べ始めたが，逆に過食気味となり，「食べ過ぎるのが恐い，食べるとお腹が張る」と訴えるためolanzapineを中止した。その後は，fluvoxamine 50～150mgを使用し，X_6＋1年3月の受験時に体重は40kgとなった。受験に合格し，高校入学時には45kgまで回復した。

症例5，6のポイント：両症例とも一義的にはolanzapineの食欲増大作用を期待して使用した。全身機能低下と低体重のため，ふらつきなどの副作用に注意して少量から漸増した。摂食障害では強迫性を有することが多いが，拒食症ではSSRIは投与初期の消化器症状のため使いにくい。Olanzapineは，症例5のように長期投与で有用な場合がある。しかし，症例6のように逆に過食に転じることがあるため，基本的には急性期の拒食，感情不安定，強迫症状に対して一時的な使用とするべきであろう。過食傾向が出現したらSSRIに切り替えると有効な場合がある。

これまで，olanzapineの優れた静穏化作用，感情安定化作用，強迫症状への効果を示した症例を呈示したが，最後に不安障害や境界性人格障害における重症の不安・興奮・攻撃性への使用例を呈示する。

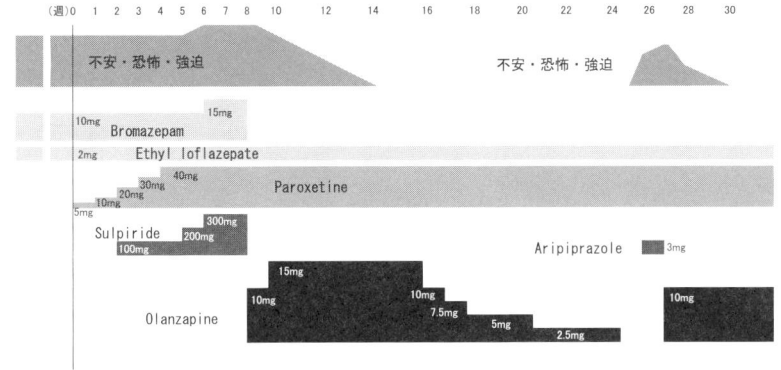

第10章　統合失調症以外への olanzapine の可能性　163

図7　症例7経過表

4．神経症性障害・人格障害

1）持続する強迫と重症の不安症状への効果

症例7　20歳代，女性，全般性不安障害，強迫性障害

X-1年11月頃から会社の上司への恐怖に始まり，何ごとにも不安を抱き，手足の震え，動悸，不眠が生じるようになった。「不安障害」の診断で心療内科クリニック，精神科病院に通院し，X年2月から精神科クリニックで抗不安薬が処方されていた。「洗剤が残っている」と何度も食器を洗う強迫症状も生じ，次第に不眠，食欲低下，抑うつ気分も強くなったため3月当院を初診した。「理由なく恐い，不安になる。人に会うのも恐くて外出できない」「緊張し易く，動悸が激しい。手足や声が震える」「煙草の火を消しても安心できず，水を入れても確認を繰り返す」と，マスクをしたまま俯いて話した。

治療経過（図7）：Bromazepam に加え paroxetine を5 mg から漸増したが，不眠，食欲低下が続き，不安，恐怖，強迫，抑うつ症状は改善せず，処方を bromazepam 15mg，ethyl loflazepate 2 mg，paroxetine 40mg，sulpiride 300mg としたが，8週後でも状態は不変。「薬は飲みたくない，飲んでも治らない」と訴えるため，sulpiride と bromazepam を中止し olanzapine10mg を追加して1日1回の服用とした。Olanzapine を15mg に

増量したところ，動揺性ながら不安は軽減し，14週後にはマスクを外し，不安・強迫症状はほぼ消失し，外出して友人との交際も可能となった。16週後，眠気と5kgの体重増加のため患者の希望でolanzapineの漸減を開始し，24週後に中止した。26週後，再び不安・恐怖が出現しリストカットが生じたためaripiprazole 3 mgを追加したが，不眠が生じ，不安が増大したため，aripiprazoleは中止した。Olanzapine 10mgを再開したところ不安が軽減し，30週には状態良好となり，その後は概ね安定している。

2）急性の不安・パニック様症状・興奮への効果

症例8　20歳代，女性，境界性人格障害，パニック障害？解離性障害？

幼少時から強迫性，自己顕示性が強く，中学時代にいじめに遭い不登校歴がある。高校卒業後は専門学校に進学したが，孤独感，不安感を自覚し引きこもっていた。ある日突然，動悸，痺れ，めまい，吐気が生じ，死の恐怖を感じたため精神科クリニックに通院。その後もパニック様発作，大量服薬，リストカットを繰り返して病院を転々とした。診断は，抑うつ状態，境界性人格障害，解離性障害，パニック障害など様々であった。X_8年4月から通院したD病院では，それまでの診断とは異なり，月経に関連した周期性精神障害の可能性があると言われ，本人も治癒を期待しいくぶん安定していた。時にパニック様発作は出現したが，diazepamやflunitrazepamの静注で改善していた。同年10月から発作が頻発し，疎通困難な興奮が数時間も続き，D病院をその度受診し，上記の処置で入眠し落ち着くことを繰り返した。時には治まらずthiopental sodiumが使用されることもあった。同年12月，興奮が続いたがD病院の主治医が不在のため当院緊急室を受診した。

治療経過：全く会話にならず大声で喚き，自身の体を叩き，掻きむしり，壁を蹴り続けた。Clonazepam 2 mg投与後30分でいくぶん会話可能となったが，「注射でなければ効かない，速く注射をしろ」と興奮は持続した。血糖に問題のないことを確認し，olanzapine口腔内崩壊20mgを投与

した。30分後には落ち着き平静さを取り戻した。以後 D 病院では，空腹時血糖，随時血糖，HbA$_{1c}$ に問題はないが，インスリン抵抗性に問題があるとのことで，この症例に継続して olanzapine は投与されていないが，興奮時のレスキューとして用いられているとのことであった。

　症例7，8のポイント：症例7の不安に抗不安薬，SSRI は効果がなく，olanzapine が著効した。重症の不安に対して，特に olanzapine は不快な副作用が少なく QOL を低下させずに抗不安作用を発揮する印象がある。状態が安定し，自信がついてきたら漸減中止を試みる。症例8のような境界性人格障害の興奮・攻撃性に対しても olanzapine は有用であり，継続投与で比較的長期的な感情の安定が得られる。ただし，うつ病を併発する境界性人格障害とインスリン抵抗性に関連があるとの報告もあるため[21]，血糖モニタリングは慎重に行い，耐糖能や脂質代謝異常がうかがわれたら継続使用は断念し，伝家の宝刀「ピンポイント olanzapine 爆弾」として温存するのも一法であろう。

Ⅳ．最後に―優しく易しい olanzapine―

　結局のところ統合失調症以外においても olanzapine が有用な疾患・状態というのは，表4に示したように olanzapine が統合失調症で効果を発揮しやすい状態と同様であろう。すなわち優れた静穏化，感情調整，抗幻覚妄想といった作用を有し，かつ飲み心地が良いなどの olanzapine の特徴が活かされる状態である。様々な不穏状態治療において，従来は haloperidol 静注での対応も多かったと思われるが，この治療法は侵襲性とリスクが高い。Olanzapine 口腔内崩壊錠の登場は新たなテクニックをもたらしたと言えよう。本シリーズの第1回で olanzapine の特徴が提示されたが，シリーズを終えるにあたり，あらためてこれまでの様々な報告や筆者の経験から得られた olanzapine の特徴を表5にまとめた。

　闇雲に新規抗精神病薬を様々な疾患に乱用することは慎まなければなら

表4　Olanzapine が効果を発揮し易いケース

・他の新規薬でも EPS や服薬感の悪さが強いケース（良い飲み心地）
　―アキネジア，ディスフォリア，アンヘドニアが少ない
・陰性症状や認知機能低下も強いケース
・抑うつ，躁状態など感情障害的要素があるケース
・より興奮・攻撃性の強いケース（鎮静は risperidone に優る）
・コンプライアンスが悪いケース（投与回数が少なくて良い）
　―拒薬するが，説得で眠剤なら飲むというケース
　―外来でコンプライアンスが悪いケース
・怠薬による再発で，多剤大量投与が必要だと思われていたケース
・食欲低下，拒食の強いケース

表5　Olanzapine の特徴

1. 錐体外路症状がより少ない（初発・老人・パーキンソン病の精神病症状などに）
2. プロラクチンに対する影響がより少ない
3. 抗興奮作用，急性期に有用
4. 感情調節作用（抗躁・抗うつ作用）
5. 難治ケースへの効果が期待
6. 初期統合失調症～初回エピソードへの有用性
7. 自発性低下・引きこもりなどの陰性症状への効果
8. 食欲低下ケースへ
9. 一日一回投与，飲み心地が良い（コンプライアンスの問題があるケースに）
10. 定型薬からのスイッチング時，躁的状態（多動など）に陥ることが他の非定型薬に比較して少ないのではないか
11. 効果が得られたケースにおいて脱落が少ない
12. 認知機能への効果
13. 神経保護作用の可能性
14. 錠剤，細粒，口腔内崩壊錠の3剤型がある
15. 忍容性が高く高用量スタートが可能
16. 認知症の精神症状・問題行動（BPSD）への効果

ないことは当然であるが，目の前に有用な薬剤があるにもかかわらず適応外というだけで従来のやや侵襲性の高く効果が不十分な治療に甘んじることに疑問を感じているのは筆者だけであろうか？　今後，適応拡大ないしは多くのコンセンサスが得られる信頼に足るガイドラインの作成が望まれ

るところである[20]。他の疾患の薬物療法においても統合失調症と同様，いかに患者さんの QOL を損なわずに速やかに病前の状態を取り戻すかを考えながら治療は行われるべきである。

　患者さんにとっても我々にとっても治療は優しくそして易しいほどいいのだから。

文　献

1) American Psychiatric Association : Practice guideline for the treatment of patients with bipolar disorder (revision). Am. J. Psychiatry, 159 (4 Suppl.) : 1-50, 2002.
2) Baker, R. W., Brown, E., Akiskal, H. S. et al. : Efficacy of olanzapine combined with valproate or lithium in the treatment of dysphoric mania. Br. J. Psychiatry, 185 : 472-478, 2004.
3) Baker, R. W., Tohen, M., Fawcett, J. et al. : Acute dysphoric mania : treatment response to olanzapine versus placebo. J. Clin. Psychopharmacol., 23(2) : 132-137, 2003.
4) Ballard, C., Waite, J. : The effectiveness of atypical antipsychotics for the treatment of aggression and psychosis in Alzheimer's disease. Cochrane Database Syst. Rev., (1) : CD003476, 2006.
5) Barbarich, N. C., McConaha, C. W., Gaskill, J. et al. : An open trial of olanzapine in anorexia nervosa. J. Clin. Psychiatry, 65(11) : 1480-1482, 2004.
6) Barnett, S. D., Kramer, M. L., Casat, C. D. et al. : Efficacy of olanzapine in social anxiety disorder : a pilot study. J. Psychopharmacol., 16(4) : 365-368, 2002.
7) Berk, M., Ichim, L., Brook, S. : Olanzapine compared to lithium in mania : a double-blind randomized controlled trial. Int. Clin. Psychopharmacol., 14 : 339-343, 1999.
8) Boachie, A., Goldfield, G. S., Spettigue, W. : Olanzapine use as an adjunctive treatment for hospitalized children with anorexia nervosa : case reports. Int. J. Eat. Disord., 33 (1) : 98-103, 2003.
9) Boettger, S., Breitbart, W. : Atypical antipsychotics in the management of delirium : a review of the empirical literature. Palliat. Support. Care, 3(3) : 227-237, 2005.
10) Budman, C. L, Gayer, A., Lesser, M. et al. : An open-label study of the treatment efficacy of olanzapine for Tourette's disorder. J. Clin. Psychiatry, 62(4) : 290-294, 2001.
11) Bystritsky, A., Ackerman, D. L., Rosen, R. M. et al. : Augmentation of serotonin reup-

take inhibitors in refractory obsessive-compulsive disorder using adjunctive olanzapine : a placebo-controlled trial. J. Clin. Psychiatry, 65(4) : 565–568, 2004.
12) Coryell, W. : Rapid cycling bipolar disorder : clinical characteristics and treatment options. CNS Drugs, 19(7) : 557–569, 2005.
13) Cummings, J. L., Street, J., Masterman, D. et al. : Efficacy of olanzapine in the treatment of psychosis in dementia with lewy bodies. Dement. Geriatr. Cogn. Disord., 13(2) : 67–73, 2002.
14) D'Amico, G., Cedro, C., Muscatello, M. R. et al. : Olanzapine augmentation of paroxetine-refractory obsessive-compulsive disorder. Prog. Neuropsychopharmacol. Biol. Psychiatry, 27(4) : 619–623, 2003.
15) Dennis, K., Le Grange, D., Bremer, J. : Olanzapine use in adolescent anorexia nervosa. Eat. Weight Disord., 11(2) : e53–56, 2006.
16) Etxebeste, M., Aragues, E., Malo, P. et al. : Olanzapine and panic attacks. Am. J. Psychiatry, 157(4) : 659–660, 2000.
17) Gerra, G., Di Petta, G., D'Amore, A. et al. : Effects of olanzapine on aggressiveness in heroin dependent patients. Prog. Neuropsychopharmacol. Biol. Psychiatry, 30(7) : 1291–1298, 2006.
18) Gronier, B. S., Rasmussen, K. : Electrophysiological effects of acute and chronic olanzapine and fluoxetine in the rat prefrontal cortex. Neurosci. Lett., 349 : 196–200, 2003.
19) Grunze, H., Kasper, S., Goodwin, G. et al. : WFSBP Task Force on Treatment Guideline for Bipolar Disorders : The World Federation of Societies of Biological Psychiatry (WFSBP) Guidelines for the Biological Treatment of Bipolar Disorders, Part II : Treatment of Mania. World J. Biol. Psychiatry, 4(1) : 5–13, 2003.
20) 石郷岡純, 竹内尚子 : 向精神薬の適応外使用と適応拡大の問題点. 臨床精神薬理, 5 : 491–499, 2002.
21) Kahl, K. G., Bester, M., Greggersen, W. et al. : Visceral fat deposition and insulin sensitivity in depressed women and without comorbid borderline personality disorder. Psychosom. Med., 67 : 407–412, 2005.
22) Kampman, K. M., Pettinati, H., Lynch, K. G. et al. : A pilot trial of olanzapine for the treatment of cocaine dependence. Drug Alcohol Depend., 70(3) : 265–273, 2003.
23) Keck, P. E. Jr., Corya, S. A., Altshuler, L. L. et al. : Analyses of treatment-emergent mania with olanzapine/fluoxetine combination in the treatment of bipolar depression. J. Clin. Psychiatry, 66(5) : 611–616, 2005.

24) Kemner, C., Willemsen-Swinkels, S. H., de Jonge, M. et al. : Open-label study of olanzapine in children with pervasive developmental disorder. J. Clin. Psychopharmacol., 22(5) : 455–460, 2002.
25) Khaldi, S., Kornreich, C., Dan, B. et al. : Usefulness of olanzapine in refractory panic attacks. J. Clin. Psychopharmacol., 23(1) : 100–101, 2003.
26) 菊地俊暁, 渡邊衡一郎 : 双極性障害に対する新規抗精神病薬の効果. 臨床精神薬理, 9 : 415–422, 2006.
27) Malone, R. P., Cater, J., Sheikh, R. M. et al. : Olanzapine versus haloperidol in children with autistic disorder : an open pilot study. J. Am. Acad. Child Adolesc. Psychiatry, 40(8) : 887–894, 2001.
28) McIntyre, R. S., Mancini, D. A., Lin, P. et al. : Treating bipolar disorder. Evidence-based guidelines for family medicine. Can. Fam. Psysician, 50 : 388–394, 2004.
29) Milin, R., Simeon, J. G., Batth, S. et al. : An open trial of olanzapine in children and adolescents with Asperger Disorder. J. Clin. Psychopharmacol., 26(1) : 90–92, 2006.
30) 尾鷲登志美, 大坪天平 : 双極性障害に対する非定型抗精神病薬の有用性. 臨床精神薬理, 8 : 297–306, 2005.
31) Petty, F., Brannan, S., Casada, J. et al. : Olanzapine treatment for post-traumatic stress disorder : an open-label study. Int. Clin. Psychopharmacol., 16(6) : 331–337, 2001.
32) Pivac, N., Kozaric-Kovacic, D., Muck-Seler, D. : Olanzapine versus fluphenazine in an open trial in patients with psychotic combat-related post-traumatic stress disorder. Psychopharmacology (Berl), 175(4) : 451–456, 2004.
33) Quintin, P., Thomas, P. : Efficacy of atypical antipsychotics in depressive syndromes. Encephale, 30(6) : 583–589, 2004.
34) Regenold, W. T., Thapar, R. K., Marano, C. et al. : Increased prevalence of type 2 diabetes mellitus among psychiatric inpatients with bipolar I affective and schizoaffective disorders independent of psychotropic drug use. J. Affect. Disord., 70(1) : 19–26, 2002.
35) Revicki, D. A., Paramore, L. C., Sommerville, K. W. et al. : Divalproex sodium versus olanzapine in the treatment of acute mania in bipolar disorder : health-related quality of life and medical cost outcomes. J. Clin. Psychiatry, 64(3) : 288–294, 2003.
36) Rothschild, A. J., Bates, K. S., Boehringer, K. L. et al. : Olanzapine response in psychotic depression. J. Clin. Psychiatry, 60(2) : 116–118, 1999.
37) Sanger, T. M., Grundy, S. L., Gibson, P. J. et al. : Long-term olanzapine therapy in the

treatment of bipolar I disorder : an open-label continuation phase study. J. Clin. Psychiatry, 62(4) : 273-281, 2001.
38) Sattar, S. P., Bhatia, S. C. : Olanzapine for cocaine cravings and relapse prevention. J. Clin. Psychiatry, 64(8) : 969, 2003.
39) Shapira, N. A., Ward, H. E., Mandoki, M. et al. : A double-blind, placebo-controlled trial of olanzapine addition in fluoxetine-refractory obsessive-compulsive disorder. Biol. Psychiatry, 55(5) : 553-555, 2004.
40) Shelton, R. C., Tollefson, G. D., Tohen, M. et al. : A novel augmentation strategy for treating resistant major depression. Am. J. Psychiatry, 158 : 131-134, 2001.
41) Soler, J., Pascual, J. C., Campins, J. et al. : Double-blind, placebo-controlled study of dialectical behavior therapy plus olanzapine for borderline personality disorder. Am. J. Psychiatry, 162(6) : 1221-1224, 2005.
42) Suppes, T., Brown, E., Schuh, L. M. et al. : Rapid versus non-rapid cycling as a predictor of response to olanzapine and divalproex sodium for bipolar mania and maintenance of remission : post hoc analyses of 47-week data. J. Affect. Disord., 89 : 69-77, 2005.
43) Tohen, M., Sanger, T. M., McElroy, S. L. et al. : Olanzapine versus placebo in the treatment of acute mania. Am. J. Psychiatry, 156(5) : 702-709, 1999.
44) Tohen, M., Jacobs, T. G., Grundy, S. L. et al. : Efficacy of olanzapine in acute bipolar mania : a double-blind, placebo-controlled study. Arch. Gen. Psychiatry, 57(9) : 841-849, 2000.
45) Tohen, M., Baker, R. W., Altshuler, L. L. et al. : Olanzapine versus divalproex in the treatment of acute mania. Am. J. Psychiatry, 159(6) : 1011-1017, 2002.
46) Tohen, M., Vieta, E., Calabrese, J. et al. : Efficacy of olanzapine and olanzapine-fluoxetine combination in the treatment of bipolar I depression. Arch. Gen. Psychiatry, 60(11) : 1079-1088, 2003.
47) Tohen, M., Greil, W., Calabrese, J. R. et al. : Olanzapine versus lithium in the maintenance treatment of bipolar disorder : a 12-month, randomized, double-blind, controlled clinical trial. Am. J. Psychiatry, 162(7) : 1281-1290, 2005.
48) Tollefson, G. D., Sanger, T. M., Beasley, C. M. et al. : A double-blind, controlled comparison of the novel antipsychotic olanzapine versus haloperidol or placebo on anxious and depressive symptoms accompanying schizophrenia. Biol. Psychiatry, 43(11) : 803-810, 1998.

49) Tollefson, G. D., Sanger, T. M. : Anxious-depressive symptoms in schizophrenia : a new treatment target for pharmacotherapy? Schizophr. Res., 35 Suppl. : S13–21, 1999.
50) Zanarini, M. C., Frankenburg, F. R. : Olanzapine treatment of female borderline personality disorder patients : a double-blind, placebo-controlled pilot study. J. Clin. Psychiatry, 62(11) : 849–854, 2001.

索引

欧語

amantadine　67
aripiprazole　56, 58, 59, 145
biperiden　121
BMI（Body Mass Index）　79, 138
bromazepam　101
buspirone　61
carbamazepine　9, 125
CATIE（Clinical Antipsychotic Trials of Intervention Effectiveness）　64, 108, 111, 124, 125
chlorpromazine　55, 145
clonazepam　101, 121
cloxazolam　93, 101
clozapine　35, 55, 57, 60, 74, 106, 111, 126, 129
　―との比較　111
D_2受容体占拠率　130, 131, 140, 141
DAI-10（Drug Attitude Inventory-10）　40
diazepam　92
dizocilpine　34
donepezil 口腔内崩壊錠　160
dysphoria　146
EPS　→　錐体外路症状
fluoxetine　146, 147
fluphenazine decanoate（FD）　117
GABA系の関与　25
haloperidol　3, 11, 145
　―持続点滴静注　1
HbA_{1c}　62, 66
HOMA（Homeostatic Model Assessment）　56, 60, 63
　―のIR値　66
hydroxyzine　101
levomepromazine　145
lithium　9, 19, 25
lorazepam　7, 10, 19, 23, 42, 90, 101
metformin　67
milnacipran　93

nizatidine　67
NMDA受容体拮抗薬　35
olanzapine　64, 74, 145
　―が効果を発揮し易いケース　166
　―が推奨される患者　20
　―が奏効した患者　30
　―高用量治療　129, 130, 132, 134, 140
　―高用量治療中止理由　132, 137
　―高用量投与の有効性　111
　―処方前のチェックポイント　21
　―単剤療法　105
　―治療反応性　18
　―投与中のチェックポイント　22
　―による急性期治療　6
　―の開始用量と増量スピード　97
　―の可能性と限界　125
　―の急激な減量　93
　―の血中濃度半減期　21
　―の効果　19
　―の効果的な投与方法　7
　―の抗不安効果　99
　―の就眠前服用　21
　―の特徴　6, 112, 166
　―の平均開始用量　151
　―の薬理特性　34
　―の利点　111
　―の臨床薬理学的特徴　34
　―への切り替え　87
　―への単純化　124
olanzapine ザイディス錠（口腔内崩壊錠）　33, 42, 119, 158, 160
　―の可能性　38
　―の欠点　49
　―の使用例　41
　―の特性　36
　―の有用性　50
PANSS EC（興奮のコンポーネント）　8
perospirone　17, 56
perphenazine　64

propranolol 102
QOL(Quality of Life) 27, 55, 73, 74, 148
　—の向上　75
　—向上を目指したスイッチング　87
QTc　138, 142
　—延長　142
quetiapine　17, 56, 57, 58, 64, 67, 90, 97, 102, 145
risperidone　11, 17, 56, 57, 58, 61, 64, 145
sodium valproate　9, 19, 23, 25, 27, 61
Solutions for Wellness　77
SSRI　102
sulpiride　90, 145
sultopride　145
trazodone　102
valproic acid　44, 101
ziprasidone　64
zonisamide　102

日本語

あ 行

アカシジア　10, 27, 101
アスペルガー症候群　148
アドヒアランス　27, 115, 123
　—の向上　2
維持期を見据えた治療　6
維持治療に向けての薬剤量調節方法　28
一括置換法　88
インスリン治療　67
インスリン抵抗性　60, 62, 165
インスリン分泌能　61
陰性症状　16, 34
インフォームドコンセントの重要性　93
うつ病，重症の　147
上乗せ置換法　88
運動療法　67
　—プログラム　67, 78
栄養アセスメントシート　77
栄養管理プランニング　77
栄養サポートチーム（Nutrition Support Team）　76
栄養指導の重要性　76
栄養指導プログラム　83
嚥下に問題のあるケース　160

か 行

外傷後ストレス障害（PTSD）　147
海馬　35
回復期　28
解離性障害　147
家族療法　5
家族歴の聴取　11
過鎮静　1, 101
顆粒球減少症　129
簡易血糖測定器　66
肝機能障害　141
患者・家族合同面接　5
患者-家族マネージメント　5
患者教育　27
患者満足度　80
　—調査　81
器質性精神障害　147, 158
希死念慮　44
気分安定化作用　155
気分安定薬　9
　—としての適応　145
気分障害　146, 148
急性期　17
　—の定義　2
　—の病態　15
　—の補助薬　7
　—病像　16
急性期治療　2, 26, 39
　—中に注意すべき事項　10
　—の位置付け　2
　—の目標と方針　16, 38
急性交代型　153, 155
急性ジストニア　27
境界性人格障害　148, 165
強制的な注射体験　39
強迫性障害　163
拒食　6
拒絶症　10
拒薬　6, 7, 39, 160
　—患者への対処　7

―傾向のある患者　123
切り替え（スイッチング）　62，109
　　　　―過程　30，101
　　　　―試験　109
　　　　―時の問題　94
　　　　―の前提　102
　　　　―方法（技法）　88，109
　　　　―例　94
　　　　新規抗精神病薬への―　87
緊急安全性情報　56，62
緊張病性昏迷　15
緊張　19
空腹時血糖　62，66
軽躁状態　25
血液検査　138
血糖値異常　20
血糖値上昇　151
血糖値の測定　56
ケトアシドーシス　67，142
　　　　糖尿病性―　56，57
ケトーシス　142
　　　　清涼飲料水―　62
幻覚症状　27
幻覚妄想状態　39
健康管理に関する教育プログラム　67
幻聴　27
減薬スピード　97
減量スピード　94
減量の仕方，前薬の　94
減量方法　10
効果判定の指標　10
高血圧　55
高血糖　55，57，67，142
　　　　―リスク　142
抗コリン作用　97
抗コリン性副作用　10
抗コリン性離脱　101
高脂血症　55
抗精神病薬の最適化　75，82
抗精神病薬の併用　11
行動障害　1，10
行動療法　148
抗パーキンソン病薬　10
　　　　―併用　9

興奮　1，6，16，19
　　　激しい―　94
高プロラクチン血症　34
コカインの依存・禁断症状　147
誇大性　16
コンプライアンス　21，27，36
昏迷状態　39

さ　行

採血　65
　　　空腹時―　66
　　　―拒否　7
　　　―モニタリング　62
　　　随時―　66
剤形の受容　39
ザイディス錠　→　olanzapine ザイディス錠
再燃　50
歯状回　35
視覚の調節障害　120
思考回路修復作業　30
持効性抗精神病薬　124
自殺企図　94
自殺の予防　112
脂質代謝異常　20，141
ジスキネジア　94，97，99
湿疹　101
死の四重奏　55
自閉症　148
社会適応の改善　140
就学　21
重症度が高い患者　15
焦燥感　25
承認最大用量　97
情動安定化作用　21
初回投与量　7
初期治療のターゲット　1
食行動の改善　67
食事・運動療法プログラム　11
食欲改善効果　21
処方の単純化　117
新規抗精神病薬投与中のモニタリングプロトコール　63
神経栄養因子　35
神経細胞空胞変性　34

神経症性障害・人格障害　163
神経性無食欲症　161
診察時スクリーニング　77
身体拘束時間の最小化　48
身体拘束体験　39
身体的合併症併発　39
心理教育　30
　　　患者および家族への—　5
　　　急性期からの—　4
　　　—的介入　67
　　　—の重要性　3
錐体外路症状（EPS）　10, 20, 27, 34,
　　　101, 121, 140
　　　—や過鎮静状態　39
　　　薬剤性—　28
　　　リバウンド—　97
スイッチング　→　切り替え
睡眠リズムの障害　21
ステロイド精神病　158
ステロイドパルス療法　158
ストレス対処能　97
ストレス耐性　99
静穏化作用　155
生活習慣　76
精神運動興奮　25
　　　—状態　25, 39
精神療法的アプローチ　97
摂食障害　147, 161
摂食不良状態　39
ゼラチン　36
漸減漸増法　88
全般性不安障害　163
双極性うつ病　146, 155
双極性障害　145, 146
　　　急速交代型—　146
躁病　146
　　　急性—・躁状態　148, 152

た　行

第一選択薬の条件　4
代謝系副作用　55, 64
体重　141
　　　—管理プログラム　80
　　　—減少　67

　　　—増加　11, 55, 59, 67, 73, 83
　　　—増加の改善　80
　　　—の変動　123
耐糖能　56
　　　—障害　56, 57, 58, 60, 65, 66, 68
　　　—障害の機序　60
　　　—障害の誘発　62
　　　—のモニタリング　61, 63
多飲水　107
　　　—行動　123
他害攻撃性　25
多剤あるいは頻回処方　39
他剤の影響　80
多剤併用　107
単剤での効果　111
単剤で乗り切る　107
チーム医療　73, 81
　　　—の流れ　82
致死的な経過　68
注射製剤　39
中毒性精神障害　147
治療継続　38
治療抵抗性　106, 129
　　　—患者　105
　　　—統合失調症　122, 129
　　　「見かけ上の」—　125
治療の動機付け　37, 38
デイケア通所者　78
敵意　16
　　　—の改善効果　126
適応外使用，新規抗精神病薬の　146
電気けいれん療法　108
統合失調症
　　　治療困難な—　105
　　　—以外の疾患　145
　　　—急性期　39
　　　—症状の位置づけ，経過からみた　16
　　　—治療の Time Frame　2
　　　—治療の自然経過　3
　　　—の寛解像　11, 12
　　　妄想型—　118
糖代謝　56
糖尿病　21, 55, 57, 139, 142
　　　境界型—　66

索　引　177

　　　―患者　10
　　　―性昏睡　56
　　　―の有病率　58
糖負荷試験　66
投与回数　7
トゥレット症候群　148
ドパミン抑制　27

　　　　な　行

入院患者　76
入院治療拒否　39
尿検査　66
認知機能障害　16
　　　―症状　34
　　　―に対する効果　35
認知行動療法　28
認知症　160
　　　―に伴う精神症状・問題行動　159
　　　―の興奮　147
　　　レビー小体型―　147, 159
認知療法的指導　27
眠気　151
脳由来神経栄養因子（BDNF）　35
飲み心地　38, 40
　　　―の良い薬物選択　20
ノンコンプライアンス　106

　　　　は，ま，や，ら行

白血球数低下　141
発達障害　148
パニック症候群　147
引きこもり，社会的　19
肥満　55, 60, 74
　　　症候性（二次性）―　74
　　　単純型（原発性）―　74
　　　内臓脂肪型―　55, 56
　　　―対策　81
　　　―の予防　81
病識欠如　39
病名告知　5
不安　19
不安障害　147
副作用，自覚的　20
副作用プロフィールの検討　3

服薬コンプライアンス　→　コンプライアンス
服薬中毒　157
ふらつき　151
プロラクチン値の上昇　61, 141
平均維持用量　151
平均最高用量　151
併用　11
ベンゾジアゼピン　8，97
　　　―系薬物　25, 108
保護室　117, 123
補助治療薬（補助薬）　97, 100
　　　―の併用　25, 101
　　　―使用状況　19
　　　―使用の利点　26
　　　―として推奨される向精神薬　26
　　　―の条件　25, 26
慢性期の治療目標　38
マンニトール　36
迷惑行為　118
メタボリックシンドローム　55, 73, 78, 81
　　　―予防　83
メタボリックドミノ　74
モニタリング，定期的な　66, 141
薬剤性緊張病症候群　97
痩せ型の患者　21
有害事象の発現頻度　151
陽性症状の軽減効果　34
抑うつ気分　19
余命，平均　55
離脱症状　94, 97
リバウンド精神病　97
料理教室　78
ルーチン検査　66
レストレスレッグ症候群　101

オランザピンを使いこなす

2007年5月18日　初版第1刷発行

編　集　　藤　井　康　男
発行者　　石　澤　雄　司
発行所　　株式会社　星　和　書　店
　　　　　東京都杉並区上高井戸1-2-5　〒168-0074
　　　　　電　話　03（3329）0031（営業）／03（3329）0033（編集）
　　　　　FAX　03（5374）7186

Ⓒ2007　星和書店　　　　Printed in Japan　　　　ISBN978-4-7911-0627-1

精神治療薬大系

[改訂新版 2001]
〈上〉向精神薬の歴史・基礎・臨床／他
〈中〉抗パーキンソン薬／他
〈下〉向精神薬の副作用とその対策／他
別巻 向精神薬一覧、最新の進歩

三浦貞則 監修
上島国利、村崎光邦、
八木剛平 編

A5判
〈上〉〈中〉
6,800円
〈下〉
4,400円
別巻
2,800円

現代精神薬理学の軌跡

村崎光邦 著

B5判
函入
636p
14,000円

リスペリドンを使いこなす

症例を中心に

上田均、
酒井明夫 著

A5判
220p
2,800円

リスペリドン内用液を使いこなす

症例を中心に

武内克也、
酒井明夫 著

A5判
160p
2,800円

ミルナシプランを使いこなす

症例を中心に

樋口久、
吉田契造 編

A5判
168p
2,800円

発行：星和書店　http://www.seiwa-pb.co.jp　価格は本体(税別)です

書名	著者・訳者	仕様
抗うつ薬理解の エッセンス	Mike Briley 著 望月大介 訳	四六変形 (縦18.8cm× 横11.2cm) 92p 1,800円
うつ病の 完全な治療回復は可能か	Mike Briley 編 山田和夫 監訳	四六変形 (縦18.8cm× 横11.2cm) 56p 1,600円
高齢者のための 新しい向精神薬療法	D. A. Smith 著 上田均、 酒井明夫 監訳	B6判 160p 2,400円
セロトニンと 神経細胞・脳・薬物 セロトニンを理解し、新薬の可能性を探る	鈴木映二 著	A5判 264p 2,200円
メラトニン研究の最近の進歩	三池輝久、 山寺博史 監修 メラトニン研究会 編	A5判 268p 4,500円

発行：星和書店　http://www.seiwa-pb.co.jp　価格は本体(税別)です

こころの病に効く薬
―脳と心をつなぐメカニズム入門―

渡辺雅幸 著

四六判
248p
2,300円

こころのくすり 最新事情

田島治 著

四六判
160p
1,800円

わかりやすい 子どもの精神科薬物療法ガイドブック

ウィレンズ 著
岡田俊 監訳・監修・訳
大村正樹 訳

A5判
456p
3,500円

精神科急性期治療病棟
急性期からリハビリまで

前田久雄 編

B5判
288p
7,800円

こころの治療薬ハンドブック 第4版
向精神薬の錠剤のカラー写真が満載

青葉安里、諸川由実代 編

四六判
256p
2,600円

発行：星和書店　http://www.seiwa-pb.co.jp　価格は本体(税別)です